Nagata法耳再造术手术图谱

Atlas of Nagata Method for the Reconstruction of the Auricle

陶 凯 主编

辽宁科学技术出版社
·沈阳·

ISBN 978-7-5381-7893-7

9 787538 178937 >

图书在版编目（CIP）数据

Nagata法耳再造术手术图谱／陶凯主编. —沈阳：
辽宁科学技术出版社，2015.11
ISBN 978-7-5381-7893-7

Ⅰ．①N… Ⅱ．①陶… Ⅲ．①耳疾病—耳鼻喉外
科手术—图谱 Ⅳ．①R764.9-64

中国版本图书馆CIP数据核字（2015）第253283号

出版发行：辽宁科学技术出版社
　　　　　（地址：沈阳市和平区十一纬路29号　邮编：110003）
印 刷 者：辽宁新华印务有限公司
经 销 者：各地新华书店
幅面尺寸：210 mm × 285 mm
印　　张：13.25
插　　页：4
字　　数：300 千字
出版时间：2015 年 11 月第 1 版
印刷时间：2015 年 11 月第 1 次印刷
责任编辑：寿亚荷
封面设计：顾晓娜
版式设计：袁　舒
责任校对：张跃兴

书　　号：ISBN 978-7-5381-7893-7
定　　价：265.00元

联系电话：024-23284370
邮购热线：024-23284502
E-mail：syh324115@126.com

编委会

内容简介

　　小耳畸形，又称小耳症，是由于胚胎时期耳廓发育异常所造成的。该病症在新生儿中发病率高达（0.83～17.4）/10000，常给患儿及其父母造成较大的身心影响。而针对小耳畸形的耳再造术，由于耳廓本身结构的复杂性、畸形局部的多样性以及手术方法选择的灵活性，其术后效果不尽相同。Nagata 法耳再造术是日本学者 Nagata 在 1993 年报道的一种手术方法，其特点是规范、形象、周期短、效果确切、适用范围广，目前在国际上已成为主流的耳再造方法。但是国内目前对于此方法尚缺乏广泛的了解、统一的认识和详细的推介。本书在大量实践的基础上，以图片的形式，详细介绍了小耳畸形的有关常识、Nagata 法耳再造术的应用细节和应用实例，同时还介绍了相关并发症的防治，有助于全面掌握该手术方法。本书实用性强，对于整形外科、耳鼻喉科和修复重建外科医学工作者具有较大的临床指导意义。

主审与主编简介

主审简介

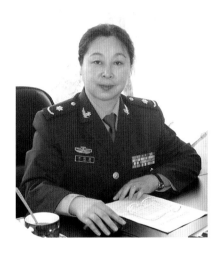

　　刘晓燕，1954年10月出生，广东汕头人。主任医师，博士研究生导师，沈阳军区总医院整形外科前任主任。毕业于上海第二军医大学医疗系。1995—1997年留学日本。从事整形外科专业30余年，先后师从于杨果凡、郭恩覃、塚田贞夫、西村善彦、富士森及邱武才等国内外著名整形外科专家。在整形外科组织移植与体表器官再造、美容外科及手外科等方面有较深的造诣。1978—1989年参与杨果凡、陈宝驹教授"前臂皮瓣"研究小组，参与发明、开发多种新皮瓣和新术式。先后获军队科技进步一等奖、二等奖各一次，国家发明三等奖一次。1988年组建成立沈阳军区美容外科中心，是全国开展较早、规模较大的美容外科专科之一。较早开展美容外科美学研究，并改进多项美容外科术式。参与编著《手术学全集：整形烧伤外科卷》、《现代整形外科卷》。1990年担任《实用美容整形外科杂志》编委，2002年起担任《中国美容整形外科杂志》副主编。曾担任中国康复医学会修复重建外科专业委员会常委，辽宁省修复与重建外科专业委员会主任委员，辽宁省整形外科学会副主任委员，辽宁省医学美学与美容学会副主任委员，沈阳市医学美学与美容学会主任委员，全军整形外科学会副主任委员，沈阳军区整形外科专业委员会主任委员。

主编简介

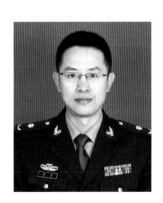

　　陶凯，1971年7月出生，湖南南县人。主任医师，硕士研究生导师，沈阳军区总医院整形外科主任。毕业于第四军医大学，医学博士后。先后师从第四军医大学口腔颌面外科毛天球教授、沈阳军区总医院刘晓燕教授、日本金泽医科大学川上重彦教授。现任中华医学会整形外科学分会委员，中华医学会整形外科学分会数字化学组副组长，中华医学会显微外科学分会委员，中国医师协会整形美容分会委员，中国康复医学会修复重建外科专业委员会移植与再造学组副组长，全军整形外科学会副主任委员，全军激光学会委员，辽宁省医学美学美容学会主任委员，辽宁省细胞生物学会修复重建与组织年轻化专业委员会主任委员，辽宁省修复重建外科专业委员会委员，《中国美容整形外科杂志》副主编。

序 一

　　耳介再建術は形成外科分野の中で最も困難な手術の分野である。なぜなら耳介の形態が体表の中で、最も複雑であるからだ。耳介細部構造のすべてを省略せずに再建する事が可能になった現在、耳介再建手術は複雑になったため、形成外科医の学習期間を長期間必要となった。耳介再建の理論を学習するために、わかりやすい専門書が若い形成外科医とって有益である。この本がそのために良い「カイドライン」となることを望みます。

　　　　　　　　永田小耳症形成外科クリニック　　永田　悟

　　耳廓是人体体表形态最为复杂的器官，因此，耳再造术是整形外科领域难度最大的手术之一。目前的整形外科技术已经发展到可以将耳廓所有的细节结构毫无遗漏地进行全部的重建。同时，也正因为如此，耳再造术越来越复杂，对医生的要求也越来越高。整形外科医生学习和练习此项技术所需要的时间也相应延长。因此，更需要言简意赅、通俗易懂的专业书籍，以帮助年轻的医生学习和理解耳再造术。希望本书能够成为耳再造领域优秀的指导用书，为临床工作者带来更多的帮助。

　　　　　　　　　　　　Nagata 法发明者　　永田　悟
　　　　　　　　永田小耳症整形外科医院院长

序　二

器官再造是修复重建的重要领域之一，其技术能力反映出一个国家的修复重建水平。耳廓组织虽然体积较小，但是却有着极为复杂的形态学特点，因此耳廓再造是器官再造中最富有挑战性的一个领域。为小耳畸形患者构建出一个惟妙惟肖的耳廓结构，是所有整形与修复重建外科医生的理想和目标。

我国在耳再造理论和实践方面积累了丰富的经验。不仅在自体软骨移植耳再造方面，而且在自体软骨细胞体外培养构建自体组织工程软骨方法，均处于国际领先水平。单就自体软骨移植耳廓畸形整复方面，有多个中心进行着大量的卓有成效的临床实践。

"他山之石可以攻玉"。Nagata 法耳再造术是由日本学者首先报道的手术方法，该方法中对于软骨支架塑形、皮瓣设计、不同类型小耳畸形的处理、分期手术要点等均进行了较为详尽的设计。沈阳军区总医院整形外科团队结合自身的应用体会，以图谱的形式，向广大读者系统地介绍了小耳畸形的基本知识和 Nagata 法耳再造术的操作方法。通过病例实例展示和分解图示的方式，详细介绍了手术的基本步骤和应用细节，相信会成为广大耳廓畸形修复工作者的工具与参考。

欣喜之余，是以为序。

中华医学会整形外科分会前任主任委员
中国康复医学会修复重建外科专业委员会候任主任委员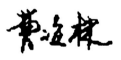
中国医疗保健国际交流促进会整形美容分会主任委员

序　三

　　小耳畸形在亚洲地区发病率较高，给患儿的身心造成极大的影响。耳再造术是针对此类畸形的有效治疗方法，目前国际上常用的方法有多种。Nagata法耳再造术操作规范，效果确切，适用范围广，是目前应用较为普遍的一种手术方法。

　　沈阳军区总医院整形外科的医务工作者，根据自己的临床实践，结合国内外进展，以图片和绘图的形式详细介绍了小耳畸形的相关知识和Nagata法耳再造术的应用细节，同时还介绍了相关的国内外最新器械，有助于读者详细了解该手术方法的应用技巧。

　　希望更多的耳再造工作者能够通过阅读本书，掌握小耳畸形的基本概念和耳再造手术的操作细节。也希望更多的临床工作者，在吸收他人经验的同时，不断研发出更多的新技术、新方法，最终服务于临床，造福于患者。

中华医学会整形外科分会主任委员
中国医学科学院整形外科医院院长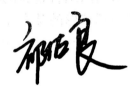

序 四

　　耳再造是整形外科最富挑战性的手术。耳廓有十余个解剖结构，沟沟壑壑、起起伏伏，是体表形态最复杂的器官。而这类患者常常是单侧畸形，往往健侧有一个发育良好的耳廓做对比，因此也是一个挑战上帝的手术。要获得逼真的手术效果，术者需要有良好的美学修养，并有扎实的整形外科功底，对整形外科基本技术非常熟悉。从某种意义上讲，做耳廓再造就像做一件艺术品，是科学和艺术结合的产物。

　　日本医生 Nagata 是目前国际上最著名的耳再造大师之一。现代整形外科之父 Gillies 于 1920 年开了利用肋软骨再造耳廓的先河。而现代耳廓再造的方法始于 Tanzer，之后 Brent 和 Firmin 对耳廓再造的方法进行了一系列的改进，Nagata 是在上述大家工作的基础上对耳再造方法进行了更进一步改进，使耳廓再造的水平达到了新的高度，这个方法由于学习起来相对容易，目前仍是全世界使用最广泛的耳廓再造方法。

　　近年来，我国学者庄洪兴、张如鸿、章庆国、蒋海越和笔者对耳廓再造的方法进行了一系列创新和改进，使耳再造的效果达到了全新的高度，处于世界领先水平，这也引起国内许多学者对于这一古老手术新的兴趣，许多学者加入了学习和改进的行列，陶凯医生便是其中的一位。

　　本专著的作者在学习 Nagata 技术的基础上，将这一技术用于临床，积累了相当多的经验，并将经验总结成这本专著，对于年轻医生学习耳廓再造，不失为一本好的参考书，值得推荐，所以应陶凯医生之约为这本书作序。

中华医学会整形外科分会候任主任委员
第四军医大学西京医院全军整形外科研究所所长　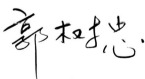

前 言

　　小耳畸形又称小耳症，在新生儿中发病率高达 (0.83 ~ 17.4) /10000，常给患儿及其父母造成较大的身心影响。同时，与所有整形外科手术一样，矫正小耳畸形的耳再造手术有多种术式可供选择，同一术式又需关注多个细节，有多种可能的变化或改良。而且，由于耳廓本身结构的复杂性和畸形局部的多样性，耳再造术后效果不尽相同，常常有很大的不确定性。记得自己在当住院医生时，有两例患者就曾因耳再造手术效果不佳，长期辍学，人生轨迹因此发生了改变。

　　初识 Nagata 耳再造法是在 2009 年，我当时在日本金泽医科大学形成外科研修，与专攻耳再造的岸边医生学习和交流后，初步领会了这一方法的精妙之处。追本溯源，查阅相关文献了解到，Nagata 法耳再造术是日本学者 Nagata 在 1993 年报道的一种手术方法，其特点是操作流程规范、软骨雕刻注重细节、最大限度利用周围软组织，目前在国际上已成为主流的耳再造方法之一。

　　归国后将这一方法带到科里，与科里修复重建医生们一起，在临床上开始应用这一方法进行耳再造工作。随着应用例数的增加，渐渐对此手术方法略有所悟。在此，我们将自己的一点工作体会，以图谱的形式向同行们作个汇报，也希望对于准备从事耳再造工作的修复重建医生们有所帮助。

　　由于学识水平和临床经验有限，书中所述内容，定有许多不足和欠缺之处，敬请谅解。

　　开卷有益，学海无涯，共勉之！

沈阳军区总医院整形外科

2015 年 10 月 1 日于沈阳

目 录

01

第一章

正常耳廓的形态

耳廓作为五官之一耳部的重要组成部分，除了具有收集声音、保护中耳和内耳的功能之外，美观的外在形态也是其重要的机能，是人体美学的基本构成元素之一。耳廓面积虽然仅占体表面积极小的一部分，但却是体表组织器官中形态最为复杂的一个。因此，必须对耳廓三维结构有充分的理解和掌握，才能再造出令人满意的耳廓。

一、正常耳廓的表面解剖结构 [1-3]

正常耳廓表面可以根据其形态学特点，人为分成数十个表面解剖单位。其中较为重要的包括：耳轮（helix）、耳轮脚（crus of helix）、对耳轮（antihelix）、对耳轮上脚（superior crura of the antihelix）、对耳轮下脚（inferior crura of the antihelix）、三角窝（fossa triangular）、舟状窝（scaphoid fossa）、耳甲（concha）、耳屏（tragus）、对耳屏（antitragus）、耳垂（lobule）。这些特征性表面标志，是耳再造术中最为关注的结构，也是衡量术后效果的比较标准。

正常耳轮呈平滑柔顺的弧线，总体呈椭圆形，前部以耳轮脚融入耳甲腔，后下方融入耳垂。对耳轮下部呈弧形的嵴状，与耳轮形成开口向上的喇叭样，对耳轮上部向前折叠形成锐利的下脚和扁平的上脚，上下脚之间形成三角窝。对耳轮与耳轮之间形成新月形的舟状窝。耳廓前部正中凹陷结构为耳甲，与对耳轮角度接近直角，其底部与乳突表面平行。耳轮脚将耳甲分为上部的耳甲艇（cymba concha）和下部的耳甲腔（cavum concha）。耳廓前部、外耳道口前壁处突起的结构为耳屏，与其相对的对耳轮延伸部为对耳屏，两者形成"U"形结构，U形底部为耳屏间切迹（incisura intertragicus）。耳轮前部与耳屏交界处有一凹沟，称为耳前切迹（incisura anterior）。耳垂呈扁平状，柔软，内无软骨，与耳廓平面平行，不突出也不回缩（图1.1，图1.2）。

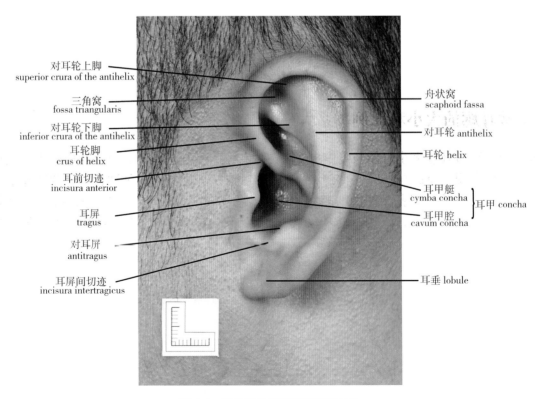

图 1.1　正常男性耳廓表面解剖结构

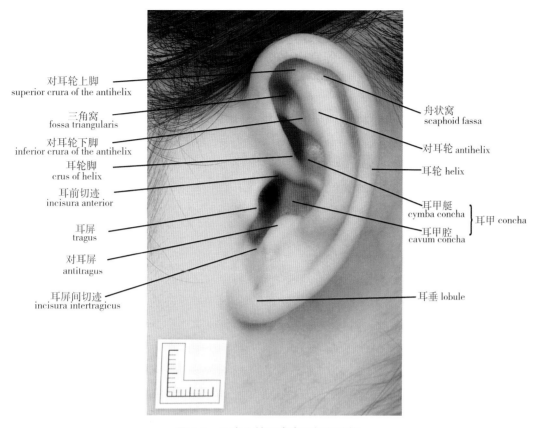

对耳轮上脚
superior crura of the antihelix

三角窝
fossa triangularis

对耳轮下脚
inferior crura of the antihelix

耳轮脚
crus of helix

耳前切迹
incisura anterior

耳屏
tragus

对耳屏
antitragus

耳屏间切迹
incisura intertragicus

舟状窝
scaphoid fassa

对耳轮 antihelix

耳轮 helix

耳甲艇
cymba concha } 耳甲 concha

耳甲腔
cavum concha

耳垂 lobule

图1.2 正常女性耳廓表面解剖结构

二、正常耳廓的大小和比例关系

　　理论上，正常耳廓大小可能与身高相关，即身材高大者其耳廓的大小也相应较大。但是通过实际测量后发现，身高与耳廓大小并无正相关关系，即身材高大者耳廓长度和宽度并不一定同比例增大。有的低身高者，耳廓长度和宽度相反要大于身高较高者（图1.3，图1.4）。同时，在不同种族、民族之间略有差异（图1.5）。文献报道，正常耳廓垂直向高度与眉毛—鼻底距离接近。实际测量发现，正常耳廓垂直向高度与眉毛下缘—鼻底距接近（图1.6），而从位置上看，正常耳廓上缘与眉毛上缘处于同一水平（图1.7）。耳廓长度和宽度有一定的比例关系，此比例男女之间略有差异，男性为1.5～1.9，近似于5∶3；女性为1.9～2.1，近似于2∶1。即男性为宽短型，女性为细长型（图1.8，图1.9）。

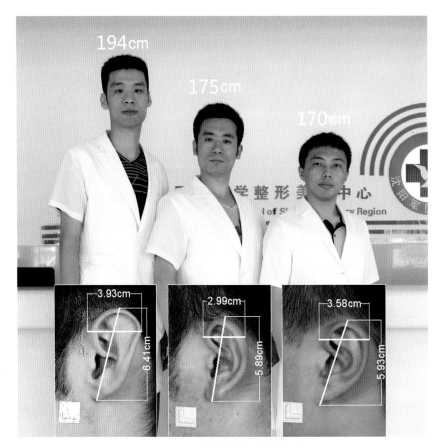

图 1.3　不同身高男性耳廓大小差异

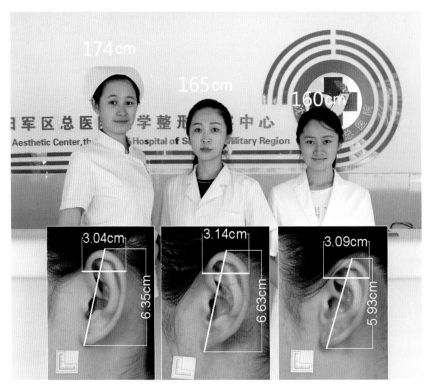

图 1.4　不同身高女性耳廓大小差异

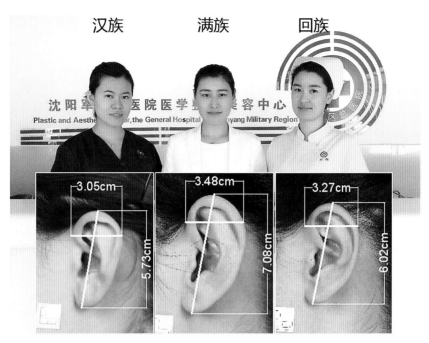

图 1.5　不同民族女性耳廓大小和形态差异

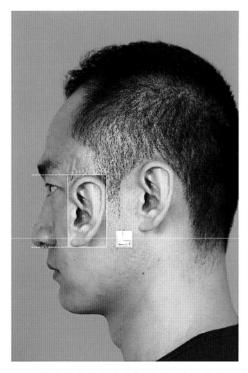

图 1.6　正常耳廓垂直向高度与眉毛下缘—鼻底距离接近

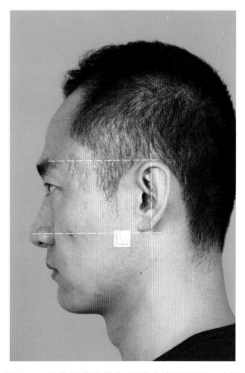

图 1.7　正常耳廓上缘与眉毛上缘处于同一水平

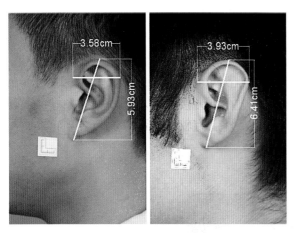
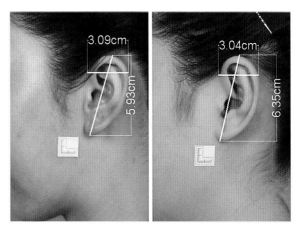

图 1.8　男性耳廓长度和宽度的比例关系　　　　　图 1.9　女性耳廓长度和宽度的比例关系

三、正常耳廓各组成结构垂直向比例关系

以外耳道上极为参照点，可以进一步分析耳廓各组成结构的垂直向比例关系。作眶下缘与外耳道上极间连线，构成面平面线（Frankfurt Horizontal 线，FHL 线）。因为耳前切迹与外耳道外上极处于同一水平，所以该线也可以看成是耳前切迹与眶下缘的连线。与 FHL 线平行、作过耳廓上下缘平行线，两平行线间距为耳廓垂直向距离。因耳廓垂直向中点恰位于耳前切迹，因此，FHL 与上下平行线等距。耳前切迹至耳屏间切迹距离约为全耳垂直向距离的 25%。在耳再造手术进行切口线设计和耳屏部分制备时应参考上述比例（图 1.10）。

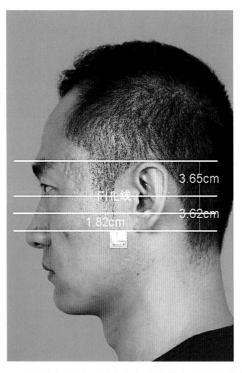

图 1.10　正常耳廓位置、耳廓各部分结构与面平面线的关系

四、正位观察耳廓特点

从正面观察，耳廓的重要特征是其对称性。耳轮缘全长均可以看见，部分对耳轮嵴较高者可遮挡部分外耳轮下部。对耳轮呈一条弧线光滑的嵴状，在下方接近与对耳屏融合处卷曲度增大。对耳轮上下脚被遮挡。三角窝未显示，舟状窝仅显示外上方较小的部分。与对耳轮垂直的耳甲可以部分显露（图 1.11）。

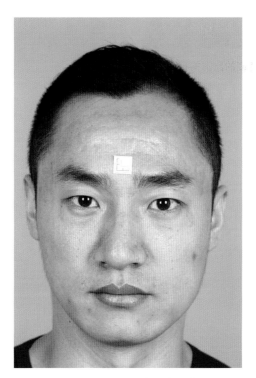

图 1.11　正位观察耳廓形态

五、后前位观察耳廓特点

耳廓与乳突区颅骨形成颅耳角，是耳廓美学的重要部分。正常耳廓两侧颅耳角一致（图 1.12）。耳轮上部和乳突平面之间的角度在 20°～30° 时最为美观（图 1.13）。此处耳轮至乳突表面的距离为 8～15mm（图 1.14）。

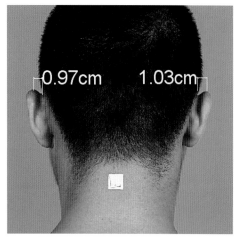
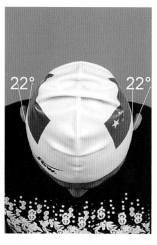
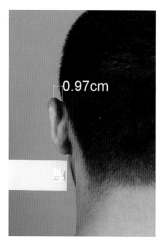

图 1.12　后前位观察耳廓位置　　　图 1.13　俯视位观察颅耳角　　　图 1.14　后前位观察单侧耳廓位置

六、正常耳廓的位置

　　耳廓的位置可以通过测量耳廓与眶外侧缘距离和其与垂直平面的角度加以确定。正常耳廓与眶外侧缘距离约等于耳廓高度的数值（图 1.15）。耳廓长轴略向后倾斜，与垂直面形成 10°～20° 的角度（图 1.16）。同时，耳廓长轴线与鼻背线并非呈平行关系，两者有一定角度关系。在左侧，耳廓长轴线较鼻背线呈逆时针旋转，旋转角度为 5°～25°（图 1.17）。在右侧，耳廓长轴线较鼻背线呈顺时针旋转，旋转角度相同。为方便记忆，可以理解为"以耳垂为轴心，鼻背线向前部旋转 5°～25°，即为耳廓长轴线走向"。

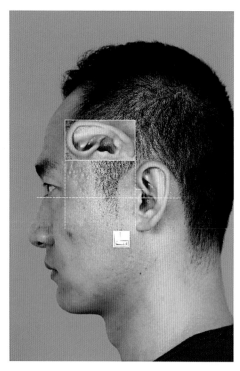
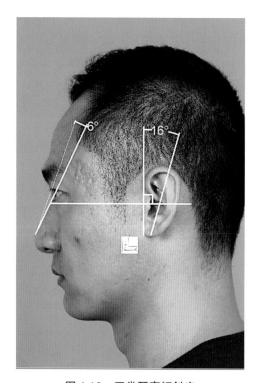

图 1.15　正常耳廓与眶外侧缘距离约等于耳廓垂直长度的数值　　　图 1.16　正常耳廓倾斜度

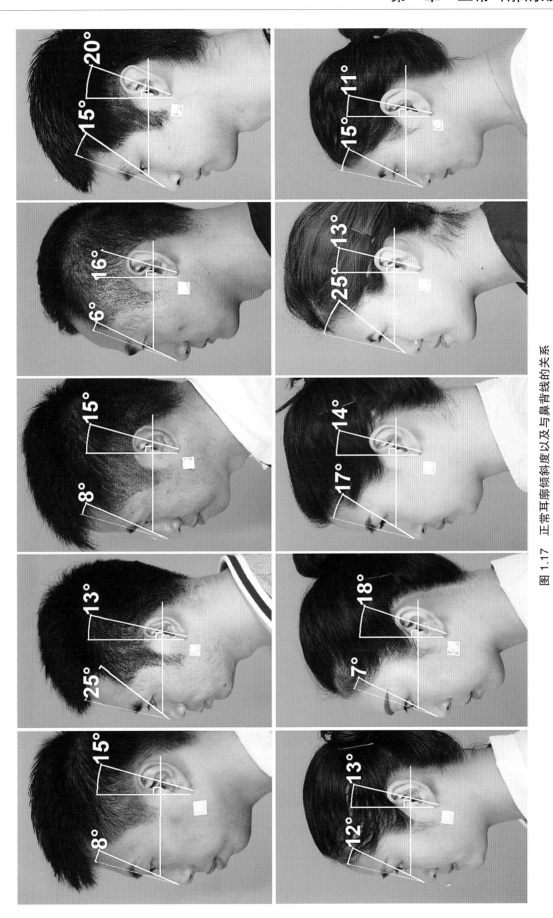

图 1.17 正常耳廓倾斜度以及与鼻背线的关系

七、耳廓形态大小与父母的关系

通过父母与子女耳廓形态和大小测量后发现，子女耳廓形态和大小有遗传倾向，接近于父亲或母亲。最常见的规律是，同性别接近程度大，即女性耳廓与母亲大小接近，男性耳廓与父亲接近。一般相近率可达 90% 以上。因此可以将父亲或母亲耳廓大小作为儿童耳廓大小的参考（图 1.18 ~ 图 1.23）。这一点对于进行耳再造时耳廓大小的确定有重要的参考意义。

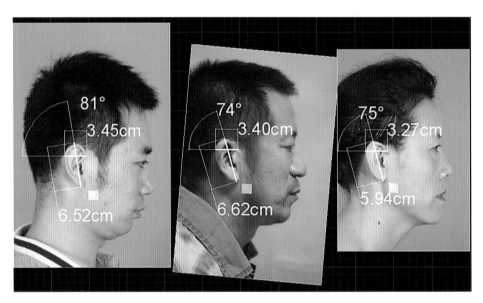

图 1.18　成年男性耳廓大小与父母的关系（1）

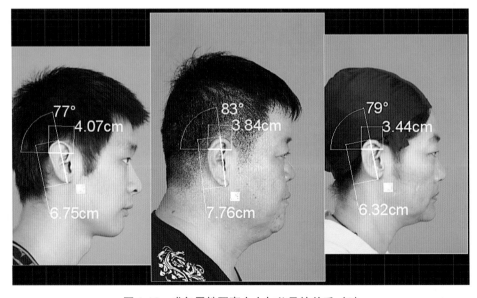

图 1.19　成年男性耳廓大小与父母的关系（2）

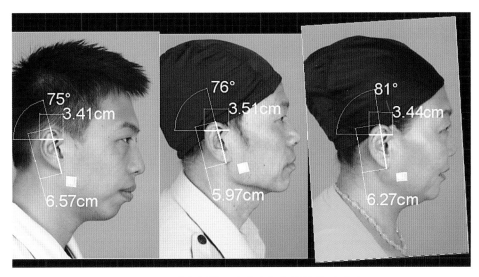

图 1.20 成年男性耳廓大小与父母的关系（3）

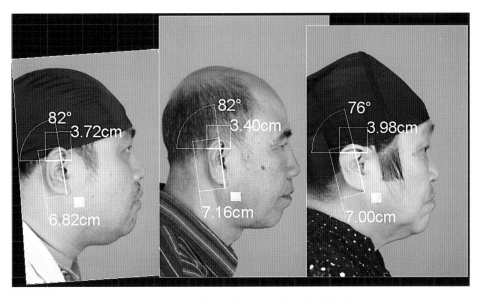

图 1.21 成年男性耳廓大小与父母的关系（4）

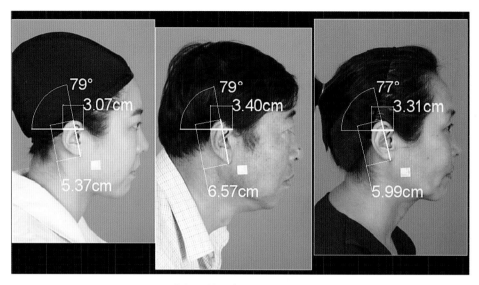

图 1.22　成年女性耳廓大小与父母的关系（1）

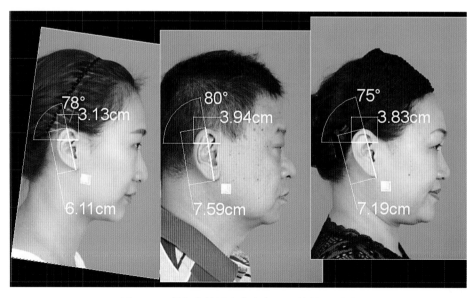

图 1.23　成年女性耳廓大小与父母的关系（2）

八、年龄与耳廓大小的关系

据文献报道，儿童出生时，其耳廓大小为成人的 66%，3～6 岁时已达成人的 85%～95%[4-5]。借鉴其与父母耳廓大小关系的结论，在确定儿童耳廓发育程度时，可以将其父亲或母亲耳廓大小作为儿童耳廓发育比例的参考依据，而且长度和宽度需分别考虑。通过我们的测量结果可以发现，2 岁时长度约为成人的 65%，宽度为 70%；4 岁时长度约为成人的 80%，宽度为 85%；6 岁时长度约为成人的 85%，宽度为 90%；7～8 岁时长度约为成人的 90%，宽度为 95%；9～10 岁时长度为成人的 95%～100%，宽度为 100%（图 1.24～图 1.31）。

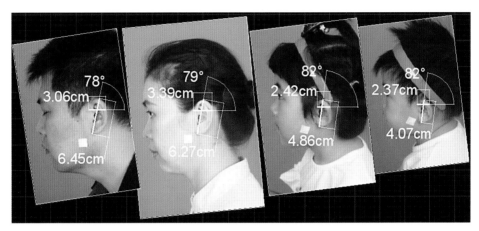

图 1.24　儿童耳廓大小与父母的关系（2 岁和 4 岁女孩）

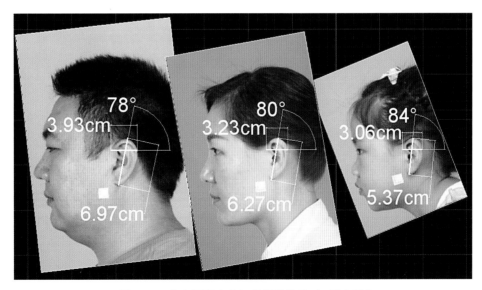

图 1.25　儿童耳廓大小与父母的关系（4 岁女孩）

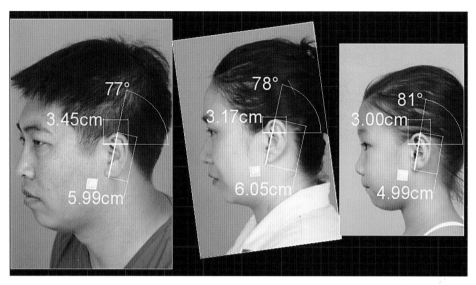

图 1.26　儿童耳廓大小与父母的关系（6 岁女孩）（1）

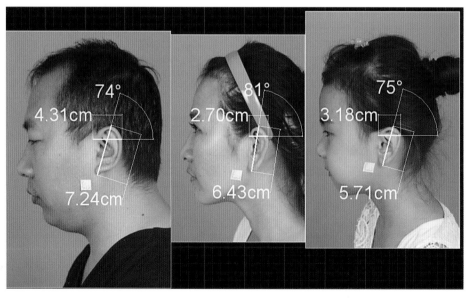

图 1.27　儿童耳廓大小与父母的关系（6 岁女孩）（2）

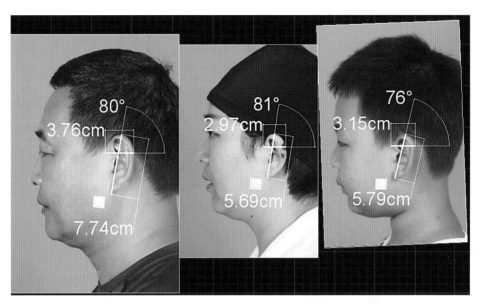

图 1.28　儿童耳廓大小与父母的关系（7 岁男孩）

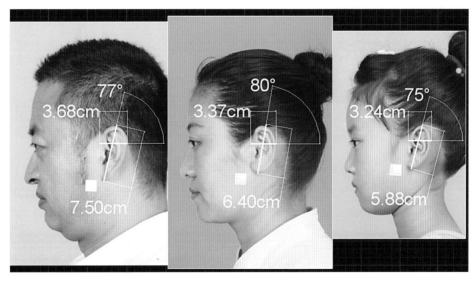

图 1.29　儿童耳廓大小与父母的关系（7 岁女孩）

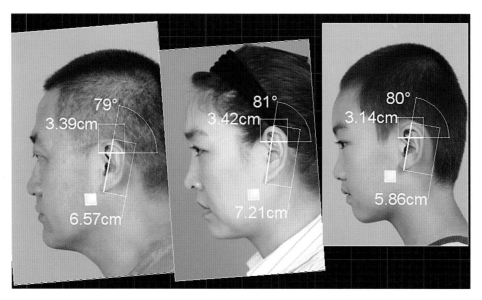

图 1.30　儿童耳廓大小与父母的关系（8 岁男孩）

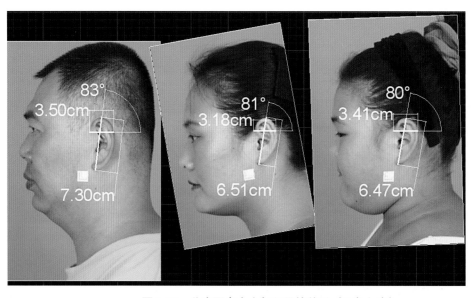

图 1.31　儿童耳廓大小与父母的关系（9 岁女孩）

参考文献

[1] Brent B. The team approach to treating the microtia atresia patient[J]. Otolaryngol Clin North Am,2000,33:1353–1365.

[2] Beahm EK, Walton RL. Auricular reconstruction for microtia: part I. Anatomy, embryology, and clinical evaluation[J]. Plast Reconstr Surg,2002,109:2473–2482.

[3] Brent B. Microtia repair with rib cartilage grafts: a review of personal experience with 1000 cases[J]. Clin Plast Surg, 2002,29:257–271.

[4] Zim SA. Microtia reconstruction: an update[J]. Curr Opin Otolaryngol Head Neck Surg,2003,11:275–281.

[5] Wilkes GH, Wong Joshua, Guilfoyle Regan. Microtia Reconstruction[J]. Plast Reconstr Surg,2014:134:464e–479e.

第二章

小耳畸形基础

02

小耳畸形（microtic deformity），或称小耳症（microtia），也称为耳廓发育不全症（hypoplasia of the auricle），是由于胚胎时期耳廓发育异常所造成的。其严重程度因人而异。

一、胚胎发育学

小耳畸形与胚胎期发育异常有关，但其确切病因尚不清楚。耳廓发育的基本过程是，妊娠第3周，耳基板周围形成6个小丘状结构，最终发育成耳廓。其中1号和6号小丘形成耳垂，4号和5号小丘形成耳轮和对耳轮[1]（图2.1）。许多原因可以造成外耳结构异常，目前公认的病因包括：①神经嵴细胞发育异常；②各种原因导致血管化异常；③高原环境。文献中还有许多有关小耳畸形危险因素的报道（表2.1）[2-3]。例如，反应停（thalidomide）和治疗痤疮时应用的异维甲酸（isotretinoin）已证实可以导致小耳畸形。在动物实验上，还进行了许多药物的研究。研究发现，给予妊娠小鼠烷化药物二甲烷基磺酸乙烷（ethane dimethanesulfonate），可以产生双侧小耳畸形。致畸效果呈现剂量依赖性，增加药物浓度，畸形程度加大，并同时抑制下颌骨骨化。此研究结果提示，药物可能作用于耳部发育的特定分子靶点，有可能通过提前干预，防止小耳畸形发生[4]。

表 2.1　文献报道的小耳畸形危险因素

全身因素	种族、民族	药物
男性	土著居民	维生素 A 酸
低体重儿	拉美裔	反应停
多胎	厄瓜多尔	酒精
母亲急性病	智利人	麦考酚酸莫酯（骁悉）
母亲 1 型糖尿病	亚洲人	
妊娠期用药	菲律宾人	
父亲高龄	太平洋岛民	
母亲高龄		
妊娠期高原生活史		
妊娠期空气污染		

4 号和 5 号小丘形成耳轮和对耳轮

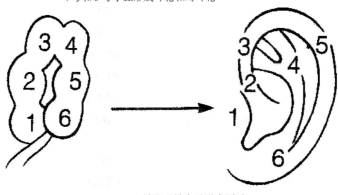

1 号和 6 号小丘形成耳垂

图 2.1　耳部各结构发育来源

二、流行病学

1. 发病率

小耳畸形发病率各地报道不一，新生儿总的发病率为（0.83～17.4）/10000。2000 年国内统计结果为 1.4/10000（320 万新生儿中发现 453 例小耳畸形）[5]。1986—2002 年间，316508 例夏威夷新生儿统计结果显示，小耳畸形发病率为 3.79/10000。其中，菲律宾裔、太平洋岛民、亚裔发病率高于白种人（高加索人）[6]。2004 年一项调查显示，在美国，小耳畸形在新生儿中的发病率为（2～3）/10000，在拉美裔和亚洲裔中发病率更高[7]。在印第安纳瓦霍人中，发病率可高达 1/1200[8]。同年，加利福尼亚一项调查显示，在 250 万儿童中，单发小耳畸形发病率为 0.63/10000，并发小耳畸形发病率为 1.53/10000。同时发现，拉美裔、亚裔、白种人的发病比例为 7：3：1[9]。有学者报道，在海拔高度超过 2000m 的地区，小耳畸形发病率明显增高。厄瓜多尔首都基多海拔高于 900m，其小耳畸形发病率为 17.4/10000（46041 例新生儿），约为 6 个其他拉美国家的 5 倍，它们的小耳畸形发病率为 3.2/10000（553068 例新生儿）。

小耳畸形多见于男性、单侧（90%）和右侧，男性和女性发病率比例为 2：1，右侧、左侧和双侧发病率比例为 5：3：1。男性好发的原因可能与泌尿生殖系统差异以及致畸因子敏感性不同有关[10-12]。

2. 合并症

小耳畸形可以单发，也可能与其他先天性畸形并发（如唇腭裂、神经管缺损、上肢缺损等）。目前已发现 10 余种综合征有小耳畸形表现，并且已发现相关的基因或染色体异常（表 2.2）[2]。了解相关合并症对于临床治疗将有所帮助。例如，临床可见的眼—耳—脊椎症候群（Oculo-auriculo-vertebral spectrum，OAVS），包括小耳畸形、半侧颜面萎缩、眼部畸形（眼部缺损、翼状胬肉）、脊椎异常、肾脏或心脏发育异常。对于有此征患者，耳再造手术时需注意保护脊椎，注意正确的体位[3]。

表 2.2　有小耳畸形表现的综合征

综合征名称	小耳畸形发生率（%）	相关基因
Bixler（眶距过宽—小耳畸形—唇腭裂）	100	—
Bosley-Salih-Alorainy	33	HOXA1
Branchiooculofacial（臂—眼—面）	20	TFAP2A
Branchiootic（臂—耳）	80～90	EYA1,SIX1
Branchiootorenal（臂—耳—肾）	30～60	EYA1,SIX5
CHARGE	个案报道	CHD7,SEMA3E
Congenital deafness, inner ear agenesis, microtia, and microdontia（先天性失聪—内耳发育不良—小耳畸形—小颌）	100	FGF3
Craniofacial microsomia（颜面发育不全）	65	—
Fraser	个案报道	FRAS1,FREM2
Kabuki	80	MLL2

综合征名称	小耳畸形发生率（%）	相关基因
Klippel–Feil	个案报道	GDF6
Lacrimoauriculodentodigital（泪—耳—齿—趾）	20	FGFR2,FGFR3,FGFR10
Mandibulofacial dysostosis（下颌骨颜面发育不全）	100	HOXD
Meier–Gorlin（耳—膝—身材矮小）	100	ORC1,ORC4,ORC6,CDT1,CDC6
MIcrotia, hearing impairment, and cleft palate（小耳畸形—听力障碍—腭裂）	100	HOXA2
Miller	100	DHODH
Nager	80	—
Oculoauricular（眼—耳）	100	HMX1
Pallister Hall	个案报道	GLI3
Townes–Brocks	20	SALL1
Treacher Collins	60 ~ 80	TCOF1
Wildervanck（颈—眼—耳）	个案报道	—

3. 遗传畸形

许多小耳症患者的表现具有遗传倾向，常见的包括：耳前瘘管、杯状耳畸形、附耳、听力丧失。小耳症伴听力丧失属于显性遗传，常伴发杯状耳、半侧颜面萎缩、颌骨发育异常，还可在腭裂患者和第一、二腮弓综合征患者家族中出现。

三、诊断

1. 分类

目前虽然有多种小耳畸形分类方法，但是尚无完全令人满意的分类标准。1922 年，Streeter 根据耳廓胚胎发育模式对小耳畸形加以分类[13]。1968 年，Rogers 根据耳廓缺失的严重程度加以分类[14]。1975 年 Tanzer 根据临床表现加以分类[15]。1993 年 Nagata 根据临床表现和手术方法加以分类[16-19]。目前临床上最为通用的分类方法可以将小耳症分为以下几种类型：（1）耳垂型（the lobule type）：仅存耳垂，无耳甲腔、外耳道和耳屏（图 2.2，图 2.3）。（2）小耳甲型（the small concha type）：含有耳垂和小的耳甲（图 2.4，图 2.5）。（3）耳甲型（the concha type）：含有耳垂、耳甲、外耳道、耳屏和耳屏间切迹（图 2.6，图 2.7）。（4）临床无耳型（clinical anotia）：完全无耳或仅余耳残迹，常伴有发际低平（图 2.8，图 2.9）。（5）不典型小耳畸形（atypical microtia）：不属于上述 4 种类型的小耳畸形，包括外伤性耳部缺损等（图 2.10）。

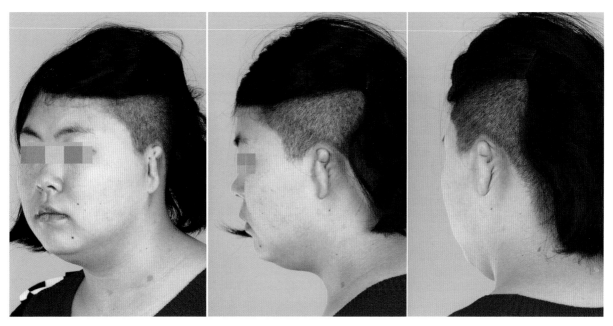

图 2.2 耳垂型小耳畸形表现

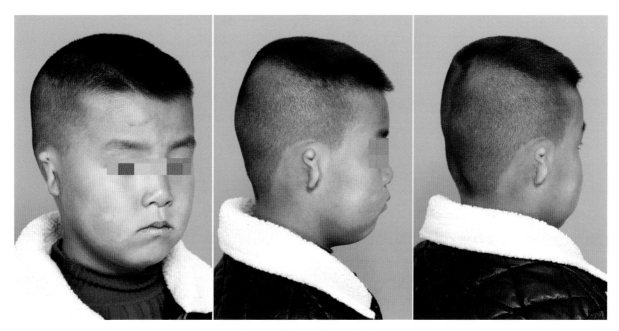

图 2.3 耳垂型小耳畸形表现

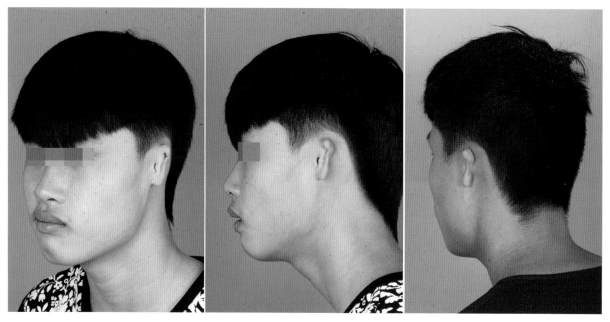

图 2.4　小耳甲型小耳畸形表现

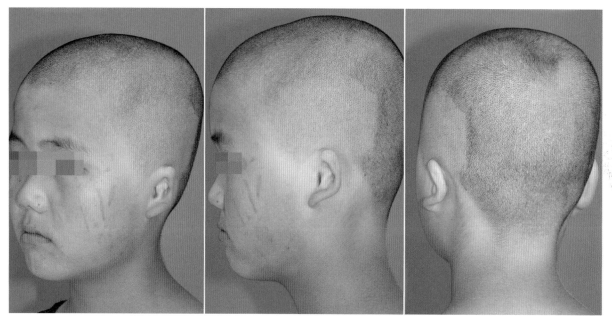

图 2.5　小耳甲型小耳畸形表现

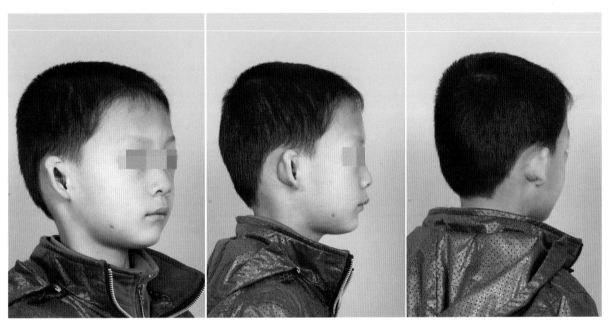

图 2.6 耳甲型小耳畸形表现

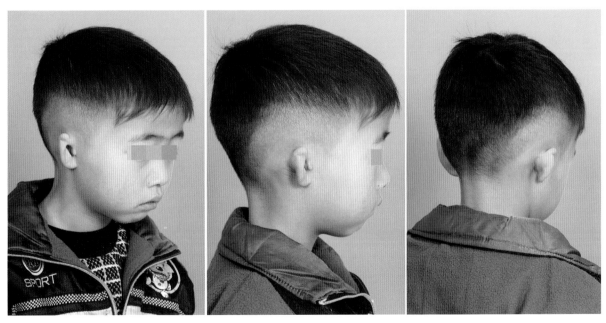

图 2.7 耳甲型小耳畸形表现

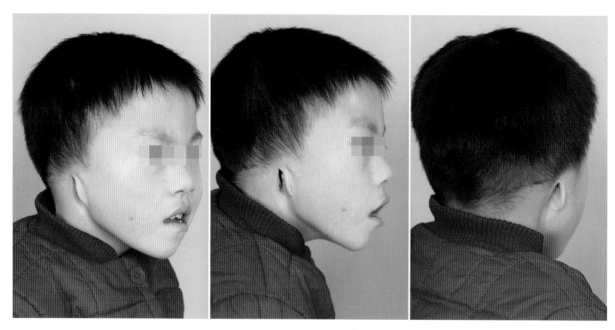

图 2.8　临床无耳型小耳畸形表现

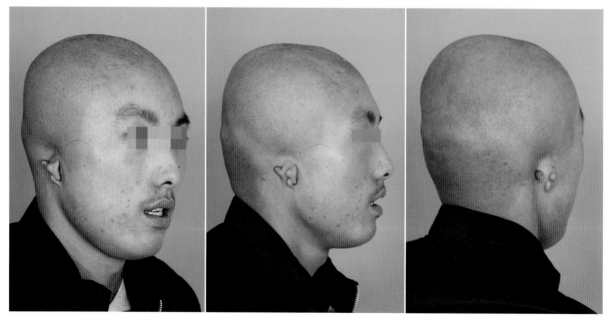

图 2.9　临床无耳型小耳畸形表现

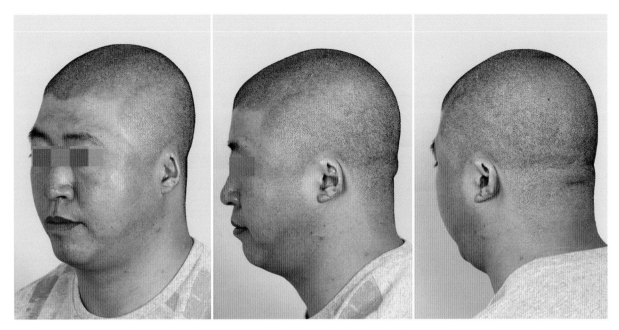

图 2.10　不典型小耳畸形——外伤性耳廓缺损

2. 伴发畸形

　　单发小耳症极为少见，常并发其他畸形。最为常见的并发畸形是外耳道缺陷，包括外耳道扭曲、外耳道融合、骨发育不良、乳突小房硬化、外耳道消失等。其他伴发畸形包括第一、第二腮弓综合征、外耳和中耳缺失、骨发育异常（下颌骨、上颌骨、颧骨、额骨等）、面裂、面肌萎缩，少见累及舌肌、腭肌和腮腺等结构（图 2.11，图 2.12）。小耳症患儿可伴发尿道生殖系统异常，特别常见于伴有第一、第二腮弓综合征的患儿[20-22]。

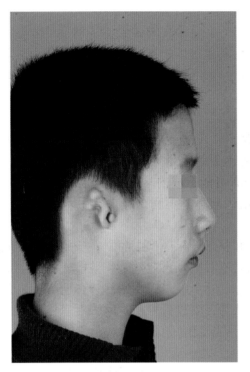

图 2.11　耳垂型小耳畸形伴发附耳

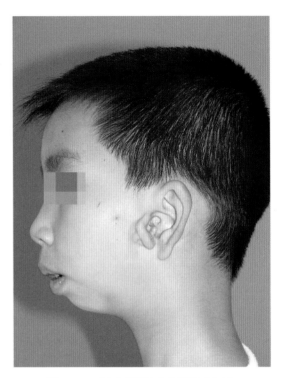

图 2.12　小耳畸形伴发颌面发育不良

3. 临床表现

　　小耳症包括各种类型的耳廓发育不全，从完全无耳（anotia），到外形接近正常，但是体积较小且无正常外耳道。最常见的是耳垂型小耳症，典型表现是：有花生样或腊肠样耳垂残留，上方有皮赘样结构垂直走行，内含耳软骨样结构（图 2.2）。耳垂的部位多样，最常见于正常耳垂水平以上。Converse 研究后发现，所有小耳症患者均伴有耳周骨发育异常。

4. 听力功能和病理学异常

　　小耳畸形患者听力障碍的原因包括外耳道、鼓膜和中耳的异常。由于中耳和耳廓在胚胎发育时是分别发育，因此理论上中耳有可能未受影响。但是实际上，临床常存在中耳发育不良或发育低下。最为常见的中耳异常包括锤骨和砧骨融合或发育不全、听小骨畸形或无听小骨、鼓室完全闭锁。由于面神经位置和部位异常，因此在中耳手术时常引起面神经损伤，特别是在乳突气房缺如时更是如此[23-24]。

四、外科手术选择次序

对于小耳症患者是否进行中耳手术，以及何时进行中耳手术仍存争议，特别是单侧小耳症患者。而对于双侧小耳症患者，采用手术方法改进听力具有极为重要的意义。一般认为，对于单侧小耳畸形患者，如果对侧耳听力正常，患侧听力不必强行纠正，可以仅进行外耳道重建术。对于双侧小耳畸形患者，可以进行外耳道重建术和中耳手术；也可以应用骨种植式助听器，其原理是借助骨导将声音传递至耳蜗，此声音传导模式不依赖于中耳或外耳道。

关于耳廓再造、中耳手术以及骨种植式助听器植入次序仍有不同观点。如果在耳廓再造之前进行中耳手术，术后感染、慢性流脓、听力缓慢丧失等手术并发症发生率低。因此，许多耳鼻喉科医生反对先进行耳廓再造手术，认为这样有可能造成内耳手术空间不足[25]。但是，先行中耳手术，确实有可能造成乳突区局部皮肤软组织破坏，不利于耳再造手术的进行（图2.13 ~ 图2.15）。

对于骨种植式助听器的安放时机，耳鼻喉科医生和整形外科医生之间常有争议。选择最佳的骨种植式助听器安置部位，将有助于改善听力，同时不影响耳再造效果。整形外科医生希望助听器置于正常耳廓位置之后，以不影响再造耳廓形态。耳鼻喉科医生则认为，助听器位置过于靠后，有可能不利于改善听力。耳鼻喉科医生一般认为，安放骨种植式助听器应尽量早，通常为5岁左右，有助于听力改善。而整形外科医生则希望最好是完成耳再造术后再放置助听器，一般是8 ~ 10岁。

目前，大多数整形外科医生公认的观点是，耳廓再造手术应在中耳手术之前进行，以保留该区域有限的皮肤量，防止瘢痕形成，保持皮肤良好的血运，其最终目的是为了达到理想的再造效果。骨种植式助听器可以在耳廓再造手术前进行，也可以在其后进行，最佳安置部位是外耳道后方6.5 ~ 7cm处[25-31]。

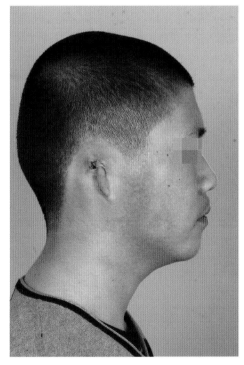

图2.13 先行耳道再造术后外观（1）

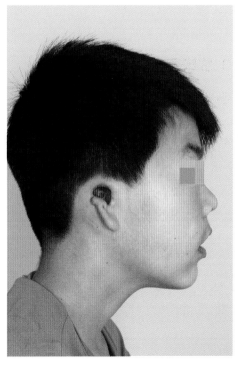

图2.14 先行耳道再造术后外观（2）

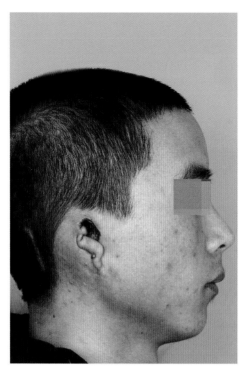

图 2.15　先行耳道再造术后外观（3）

参考文献

[1] Park C, Roh TS. Anatomy and embryology of the external ear and their clinical correlation[J]. Clin Plastic Surg,2002,29:155–174.

[2] Luguetti DV, Heike CL, Hing AV, et al. Microtia:Epidemiology and genetics[J]. Am J Med Genet Part A,2012,158:124–139.

[3] Nakashima M, Yano H, Takahashi K, et al. Atlanto–axial rotatory fixation following ear surgery for microtia[J]. Plast Reconstr Surg,2006,117:688–690.

[4] Tarka–Leeds DK, Herr DW, Klinefelter GR, et al. Effects of gestational exposure to ethane dimethanesulfonate in CD–1 mice: microtia and preliminary hearing tests[J]. Birth Defects Res B Dev Reprod Toxicol,2003,68:383–390.

[5] 朱军, 王艳萍, 梁娟, 等.1988–1992 年全国先天性无耳和小耳畸形发病率的抽样调查 [J]. 中华耳鼻咽喉科杂志,2000,35(1):62–65.

[6] Forrester MB, Merz RD. Descriptive epidemiology of anotia and microtia, Hawaii, 1986–2002[J]. Congenit Anom (Kyoto),2005,45:119–124.

[7] Forrester MB, Merz RD. Impact of excluding cases with known chromosomal abnormalities on the prevalence of structural birth defects Hawaii, 1986–1999[J]. Am J Med Genet,2004,128:383–388.

[8] Aase JM, Tegtmeier RE. Microtia in New Mexico: evidence for multifactorial causation[J]. Birth Defects,1977,13:113–116.

[9] Shaw GM, Carmichael SL, Kaidarova Z, et al. Epidemiologic characteristics of anotia and microtia in California, 1989–1997[J]. Birth Defects Res,2004,70:472–475.

[10] Quatela VC, Thompson SK, Goldman ND. Microtia reconstruction[J]. Facial Plast Surg Clin North Am,2006,14:117–127.

[11] Castilla EE, Lopez–Camelo JS, Campana H. Altitude as a risk factor for congenital anomalies[J]. Am J Med

Genet,1999,86:9–14.

[12] Castilla EE, Orioli IM. Prevalence rate of microtia of South America[J]. Int J Epidemiol,1986,15:364–368.

[13] Streeter GL. Development of the auricle in the human embryo[J].Carnegie Contrib Embryol. 1922,14:111.

[14] Rogers B. Microtia,lop,cup and protruding ears: Four directly inherited deformities[J].Plast Reconstr Surg,1968,14:208.

[15] Tanzer RC. The constricted (cup and lop) ear[J]. Plast Reconstr Surg,1975,55:406.

[16] Nagata S. A new method of total reconstruction of the auricle for microtia[J]. Plast Reconstr Surg,1993,92:187–201.

[17] Nagata S. Modification of the stages in total reconstruction of the auricle: Part Ⅰ.Grafting the three–dimensional costal cartilage framework for lobule–type microtia[J]. Plast Reconstr Surg,1994,93:221–230.

[18] Nagata S. Modification of the stages in total reconstruction of the auricle: Part Ⅰ.Grafting the three–dimensional costal cartilage framework for concha–type microtia[J]. Plast Reconstr Surg,1994,93:231–242.

[19] Nagata S. Modification of the stages in total reconstruction of the auricle: Part Ⅰ.Grafting the three–dimensional costal cartilage framework for small concha–type microtia[J]. Plast Reconstr Surg,1994,93:243–253.

[20] Converse JM, Coccaro PJ, Becker M, et al. On hemifacial microsomia: the first and second branchial arch syndrome[J]. Plast Reconstr Surg,1973:51:268.

[21] Grabb WC. The first and second brachial syndrome[J]. Plast Reconstr Surg,1965,36:485.

[22] Longacre JJ, de Stefano GA, Holmstrand KE. The surgical management of the first and second brachial arch syndromes[J]. Plast Reconstr Surg,1963,31:507.

[23] Nauton R, Valvassori G. Inner ear anomalies: their association with atresia[J]. Laryngoscope, 1968,78:1041.

[24] Reisner K. Tomography inner and middle ear malformations: value, limits, results[J]. Radiology,1969,92:11.

[25] Yellon RF. Atresiaplasty versus BAHA for congenital aural atresia[J]. Laryngoscope,2011,121:2–3.

[26] Yeakley JW, Jahrsdoerfer RA. CT evaluation of congenital aural atresia: What the radiologist and surgeon need to know[J]. J Comput Assist Tomogr,1996,20:724–731.

[27] Bouhabel S, Arcand P, Saliba I. Congenital aural atresia: Bone–anchored hearing aid vs. external auditory canal reconstruction[J]. Int J Pediatr Otorhinolaryngol,2012,76:272–277.

[28] Siegert R. Combined reconstruction of congenital auricular atresia and severe microtia[J]. Adv Otorhinolaryng ol,2010,68:95–107.

[29] Roman S, Nicollas R, Triglia JM. Practice guidelines for boneanchored hearing aids in children[J]. Eur Ann Otorhinolaryngol Head Neck Dis,2011,128:253–258.

[30] Snik AF, Bosman AJ, Mylanus EA,et al. Candidacy for the bone–anchored hearing aid[J]. Audiol Neurootol,2004,9:190–196.

[31] Bosman AJ, Snik AF, van der Pouw CT, et al. Audiometric evaluation of bilaterally fitted boneanchored hearing aids[J]. Audiology, 2001,40:158–167.

第三章

耳廓再造历史和
常用方法

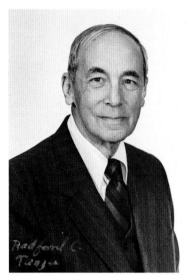

图 3.1　Radford Chapple Tanzer 教授

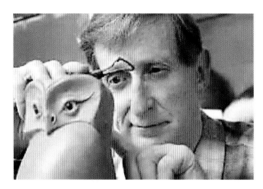

图 3.2　Burt Brent 教授

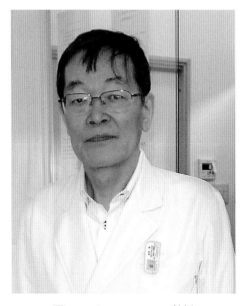

图 3.3　Satoru Nagata 教授

一、最早报道

1597 年，Tagliacozzi 最先应用耳后皮瓣修复耳廓上部和下部畸形[1]。

最早有据可查进行耳再造的病例出现在《妙闻集》（Susruta Samhita），书中最先记载应用颊部皮瓣修复耳垂缺损[2]。

二、自体肋软骨移植耳廓再造

20 世纪 50 年代以前，文献中关于先天性耳畸形和小耳畸形治疗的报道较少。50 年代以后，Dartmouth 医学院 Radford Chapple Tanzer 教授（图 3.1）是第一位将主要精力用于小耳畸形治疗的学者。虽然他是在职业生涯中晚期开始关注耳再造，而且在退休时仅完成了 44 例小耳畸形的治疗，但是他在 1959 年首次报道了自体肋软骨移植再造耳廓的方法，是现代耳再造技术的里程碑[3-5]。Tanzer 法耳再造术先行耳垂转移术，之后在二期手术中植入肋软骨支架。

Tanzer 的工作启发了众多从事小耳畸形治疗的学者们继续研究，不断改进修复效果。其中包括公认的美国耳再造权威 Burt Brent 教授（图 3.2）。与 Tanzer 不同，Brent 提出了四期法耳再造术：先行肋软骨支架植入，几个月后行耳垂转移，三期抬起再造耳廓并行皮片移植，四期从对侧耳廓切取皮片和复合组织塑形耳屏和耳甲腔[6-8]。Brent 法耳再造术后效果满意且持久，今天许多 Brent 的学生们仍然沿用此方法。

20 世纪 80 年代日本的 Satoru Nagata 教授（图 3.3）对于自体肋软骨移植耳再造术进行了深入的研究和实践，在 20 世纪 90 年代 Nagata 发表了系列文章，详细介绍了他的两期法耳再造术[9-12]。其基本过程是，一期手术进行肋软骨支架塑形、耳垂转移和软骨支架植入，二期手术完成再造耳廓抬高。Nagata 法耳再造术在一期手术时完成了 Brent 法中一期、二期和四期的操作内容。二期手术时采用颞浅筋膜瓣移植覆盖软骨支架，并在其上方植皮，术后可以长期保持颅耳角外观。Nagata 法效果良好，为耳修复重建领域提供了一种操作规范、效果稳定、治疗周期短（仅二期）的耳再造方法。

1988 年，法国的整形外科医生 Francoise Firmin 教授（图 3.4）报道了共 352 例耳再造术的经验体会，其中包括 7 年的 Brent 法治疗和 4 年的 Nagata 法治疗[13]。2010 年，Firmin 深入分析了两种术式的优缺点，并提出个性化耳再造治疗的方法和流程[14]。

应用自体肋软骨移植再造耳廓的一个可能的后遗症是胸壁畸形，也确实有文献证实，切取肋软骨和软骨膜后，可能造成胸壁畸形[15-16]。为此，Brent 主张切取肋软骨时，保留第 6 肋软骨膜，以减轻胸壁畸形。同时，术中需注意减少对于胸壁的副损伤。Firmin 提出，切取肋软骨时，注意保持后软骨膜完整，可将供区畸形减少到最小。Kawanabe 和 Nagata 的做法是，保持软骨膜结构的完整，采用可吸收线修复软骨膜形成的管状结构，软骨支架塑

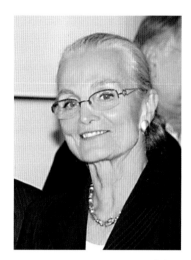

图 3.4　Francoise Firmin 教授

形后，将剩余的碎软骨块植回软骨膜管状结构中。应用此方法修复 273 例患者，未见胸壁畸形。他们同时观察到，植回的软骨块发生软骨再生，可继续用于软骨移植。Siegert 和 Magritz 报道了其减少胸壁畸形的方法，包括术后应用止痛泵进行疼痛控制、女性采用乳房下皱襞切口减少瘢痕、保留后软骨膜完好以及术后回植碎软骨块等[17]。

迄今为止，应用自体肋软骨移植重建三维耳支架结构，结合带蒂皮瓣、筋膜瓣和皮片移植进行耳廓再造，是最为有效的耳再造方法，效果最佳，并发症最少。

三、人工材料移植耳廓再造

为了避免切除肋软骨对患者造成伤害，增加软骨支架材料的可塑性，减少因雕刻软骨形态不佳造成耳再造结果不良的后果，有许多学者探讨应用假体或人工合成材料进行耳再造。1966 年 Cronin 率先应用硅胶假体行耳再造术[18]。但是由于后期有较多的并发症，假体外露发生率较高，此方法逐渐被淘汰。

1997 年 Williams 报道，采用多孔高密度聚乙烯材料进行耳再造[19]。2009 年美国 Reinisch 教授（图 3.5）详细介绍了应用 Medor 材料进行耳廓再造的经验，从 1991—2008 年用该方法共完成了 786 例耳廓再造。其结论是，以颞浅筋膜覆盖支架材料可以降低并发症发生率。其中，对于 41 例以颞浅筋膜覆盖支架材料完成耳再造者随访 12 年后发现，支架断裂发生率为 2.7%，支架暴露发生率为 7.3%[20]。

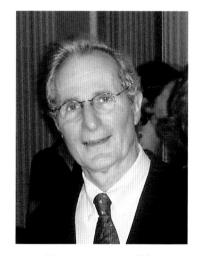

图 3.5　Reinisch 教授

四、扩张法耳廓再造

耳造术的一个难点在于乳突区皮肤相对不足，因此采用扩张器对于乳突区皮肤进行扩张，之后采用扩张皮瓣移植有可能提供较大面积的软组织覆盖，从而改善耳再造的效果。1957 年，Neumann 最先报道应用乳突区皮肤扩张法进行耳部修复，但是此方法的失败率较高[21]。之后 23 年此方法没有引起过多的关注，直到 1980 年 Brent 重新提出扩张法耳再造术的尝试[22]。早期应用扩张法行耳再造时并发症发生率较高。1990 年，Tanino 报道，35 例应用扩张法耳再造术患者中，有 5 例发生扩张器外露，4 例发生软骨支架植入术后皮瓣坏死[23]。其后学者们对于扩张器法耳再造术进行了改进。2000 年，Hata 报道了应用扩张器法进行耳再造术的体会。作者认为，扩张后耳再造手术一次完成，无须植皮，此方法还具有局部皮肤颜色良好、质地相似和感觉良好等优点[24-25]。2000 年，Park 报道了双瓣扩张法耳再造术，即扩张器植入筋膜下，从而形成了扩张皮瓣和扩张筋膜瓣，二期手术可以在两瓣之间植入软骨支架，术后达到良好的效果[26]。

五、赝复体修复耳廓再造

对于乳突区局部条件较差或患者不愿接受切取肋软骨操作者，可以采用骨相容性赝复体修复，以完成耳廓再造。应用此方法耳再造术成功率较高，有较好的患者满意度。其缺点是常有软组织慢性炎症，并且 2~5 年需进行赝复体修整或更换。一项调查结果发现，97% 的患者对修复效果满意，虽然软组织问题常见，但是 94% 的患者表示如果再次选择仍愿意采用此种修复方法，97% 的患者愿意将此方法介绍给其他患者[27-28]。

六、组织工程法耳廓再造

组织工程的基本原理是，由自体提供少量细胞，体外培养扩增后，与适宜的支架材料复合，通过细胞在支架材料上贴附、生长、增殖和分化，可以形成具有一定形态和功能的组织和器官。2012 年，有两位学者对于组织工程软骨再造耳廓进行了综述[29-30]。组织工程技术向人们展示了再造耳廓的美好前景，但是仍然有许多问题需要解决[31-36]。目前尚无可完全模拟耳软骨特性的自体或异体材料，也不能生成具有正常外观和功能的耳廓结构。

问题之一是没有适合的三维支架材料，软骨细胞可以黏附其上，并正常生长增殖。已经研究过的天然材料包括水凝胶、透明质酸、壳聚糖、胶原衍生物。这些材料的缺点是生物力学强度差、降解过快、具有抗原性。另一类材料是生物合成聚合物，其优点是生物学和材料学特性可以人为调控，可以个性化制造。其缺点是可能引起机体的免疫反应，其表面结构不适于细胞黏附和生长。通过材料表面改型，可以增加其细胞相容性，更有利于细胞黏附和生长。通过计算机辅助设计和辅助制造技术，可以使制造出的材料具有与自然软骨相接近的表面形态。目前已经可以控制材料的孔隙率、形状和渗透性。

问题之二是细胞来源。在耳软骨组织工程中，自体或异体的软骨是软骨细胞的主要来源。制成一个成人耳廓约需要 1 亿个软骨细胞。耳部和鼻部软骨细胞生长速度优于关节软骨，其组织学和生物化学特性亦较优。也有研究探讨骨髓、骨膜、脂肪作为软骨细胞的来源。

其他问题包括细胞分化效率、供体来源与损伤、增殖效率低下、生长因子作用与较高费用、生物反应器应用与效率、体外增殖的不可控性和可能的致癌性等。

组织工程耳软骨应用目前仍处于实验阶段。目前已有4例患者应用组织工程软骨实现耳再造，均采用两期方法。一期时培养软骨细胞，注射至腹壁，形成软骨块。二期时形成软骨支架。移植后，组织工程软骨未见明显吸收 [37]。

参考文献

[1] Tagliacozzi G. De Curtorum Chirurgia per Instionem, Venice, Italy, 1597, Bindoni.

[2] Bhishagratna KKL. An English translation of the Susruta Sambita, Calcutta, 1907, Wilkins Press.

[3] Tanzer RC. Total reconstruction of the external ear[J]. Plast Reconstr Surg,1959,23:1–15.

[4] Tanzer RC. Total reconstruction of the auricle. The evolution of a plan of treatment[J]. Plast Reconstr Surg,1971,47:523–533.

[5] Tanzer RC. Microtia—a long–term follow–up of 44 reconstructed auricle[J]. Plast Reconstr Surg,1978,61:161–166.

[6] Brent B. The correction of microtia with autogenous cartilage grafts：Ⅰ.The classic deformity[J]. Plast Reconstr Surg,1980,66:1–12.

[7] Brent B. Auricular repair with autogenous rib cartilage grafts: two decades of experience with 600 cases[J]. Plast Reconstr Surg,1992,90:355–374.

[8] Brent B. A personal approach to total auricular construction[J]. Clin Plast Surg,1981,8:211–221.

[9] Nagata S. A new method of total reconstruction of the auricle for microtia[J]. Plast Reconstr Surg,1993,92:187–201.

[10] Nagata S. Modification of the stages in total reconstruction of the auricle: Part Ⅰ.Grafting the three–dimensional costal cartilage framework for lobule–type microtia[J]. Plast Reconstr Surg,1994,93:221–230.

[11] Nagata S. Modification of the stages in total reconstruction of the auricle: Part Ⅰ.Grafting the three–dimensional costal cartilage framework for concha–type microtia[J]. Plast Reconstr Surg,1994,93:231–242.

[12] Nagata S. Modification of the stages in total reconstruction of the auricle: Part Ⅰ.Grafting the three–dimensional costal cartilage framework for small concha–type microtia[J]. Plast Reconstr Surg,1994,93:243–253.

[13] Firmin F. Ear reconstruction in cases of typical microtia. Personal experience based on 352 microtic ear correctioins[J]. Scand J Plast Reconstr Hand Surg,1998,32:35–47.

[14] Firmin F. State–of–the–art autogenous ear reconstruction in cases of microtia[J]. Adv Otorhinolaryngol,2010,68:25–52.

[15] Ohara K, Nakamura K, Ohta E. Chest wall deformities and thoracic scoliosis after costal cartilage graft harvesting[J]. Plast Reconstr Surg，1997，99:1030–1036.

[16] Thomson HG, Kim TY, Ein SH. Residual problems in chest donor sites after microtia reconstruction: A long–term study[J]. Plast Reconstr Surg，1995，95:961–968.

[17] Siegert R, Magritz R. Malformation and plastic surgery in childhood (in German). Laryngorhinootologie[J].2014,93(Suppl 1):S203–S217.

[18] Cronin TO. Use of a Silastic frame for total and subtotal reconstruction of the external ear. Preliminary report[J]. Plast Reconstr Surg,1966,37:399–405.

[19] Williams JD,Romo T, Sclafani AP, et al. Porous high–density polyethpylene implants in auricular reconstruction[J]. Arch Otolaryngol Head Neck Surg,1997,123:578–583.

[20] Reinisch JF, Lewin S. Ear reconstruction using a porous polyethylene framework and temporoparietal fascia flap[J]. Facial Plast Surg,2009,25:181–189.

[21] Neumann CG. The expansion of an area of skin by progressive distension of a subcutaneous balloon[J]. Plast Reconstr Surg,1957,19:124.

[22] Brent B. The correction of microtia with autogenous cartilage grafts：Ⅱ.Atypical and complex deformities[J]. Plast Reconstr Surg,1980,66:13.

[23] Tanino R, Miyasaka M. Reconstruction of microtia using tissue expander[J]. Clin Plast Surg,1990,17:339.

[24] Hata Y. Do not forget the merits of microtia repair using a tissue expander[J]. Plast Reconstr Surg, 2002, 109:819–822.

[25] Hata Y, Umeda T. Reconstruction of congenital microtia by using a tissue expander[J]. J Med Dent Sci, 2000, 47:105–116.

[26] Park C. Subfascial expansion and expanded two–flap method for microtia reconstruction[J]. Plast Reconstr Surg, 2000, 106:1473–1487.

[27] Korus LJ, Wong JN, Wilkes GH. Long–term follow–up of osseointegrated auricular reconstruction[J]. Plast Reconstr Surg,2011,127:630–636.

[28] Younis I, Gault D, Sabbagh W, et al. Patient satisfaction and aesthetic outcomes after ear reconstruction with a Branemark–type, bone–anchored, ear prosthesis: A 16 year review[J]. J Plast Reconstr Aesthet Surg,2010,63:1650–1655.

[29] Nayyer L, Patel K, Esmaeili A, et al. Tissue engineering:Revolution and challenge in auricular cartilage reconstruction[J]. Plast Reconstr Surg,2012,129:1123–1137.

[30] Bichara D, O'Sullivan N, Pomerantseva I, et al. The tissueengineered auricle: Past, present, and future[J]. Tissue Eng PartB Rev,2012,18:51–61.

[31] Haisch A. Ear reconstruction through tissue engineering[J].Adv Otorhinolaryngol.2010,68:108–119.

[32] Staudenmaier R, Hoang N, Mandik V, et al. Customized tissue engineering for ear reconstruction[J].Adv Otorhinolaryngol,2010,68:120–131.

[33] Zhou L, Pomerantseva I, Bassett EK, et al. Engineering ear constructs with a composite scaffold to maintain dimensions[J].Tissue Eng Part A,2011,17:1573–1581.

[34] Dahl JP, Caballero M, Pappa AK, et al. Analysis of human auricular cartilage to guide tissue–engineered nanofiber-based chondrogenesis: Implications for microtia reconstruction[J]. Otolaryngol Head Neck Surg,2011,145:915–923.

[35] Ciorba A, Martini A. Tissue engineering and cartilage regeneration for auricular reconstruction[J]. Int J Pediatr Otorhinol aryngol,2006,70:1507–1515.

[36] Lee SJ, Broda C, Atala A, et al. Engineered cartilage covered ear implants for auricular cartilage reconstruction[J].Biomacromolecules,2011,12:306–313.

[37] Yanaga H, Imai K, Fujimoto T, et al. Generating ears from cultured autologous auricular chondrocytes by using two-stage implantation in treatment of microtia[J]. Plast Reconstr Surg,2009,124:817–825.

第四章

Nagata法耳再造术
基本手术过程

一、Nagata 法耳再造术前准备

1. 初诊

初诊通常在生后 12 个月之内，向患儿家属告知手术方案、手术结果、心理影响、住院时间、术后可能的愈合过程和影响，可以采用图片、图示等方式介绍手术过程。每年复诊，直至适宜年龄。

2. 每年复诊

复诊时记录患儿生长情况、剑突水平胸围情况、耳道发育情况。通过复诊建立医生与患儿之间良好的信任关系。

3. 适宜年龄

通常认为，10 岁是手术最佳年龄。因为此时耳廓大小与成人接近，且此时肋软骨组织量可以满足软骨支架塑形的需要。但是由于心理方面的影响，也有将手术定于 5 岁左右（学龄前）进行。除年龄因素之外，一般建议剑突水平胸围 60cm 为基本条件。

二、Nagata 法耳再造术操作过程（以耳垂型小耳畸形为例）

手术分两期进行，一期进行三维软骨支架塑形和移植，二期进行再造耳廓抬起。

（一）一期手术

一期手术包括耳模制作、肋软骨切取、三维软骨支架塑形、乳突区皮瓣分离与软骨支架植入四部分。

1. 耳模制作

方法（1）：胶片临摹法

对于单侧小耳畸形，可采用健侧耳廓作为参照，描记耳模胶片。临摹耳模胶片时，可以采用现场描记法，即在患者健侧耳廓旁，以透明胶片描记各部位结构。其缺点是，受患者体位影响较大，而且根据三维耳廓描记平面图像，不易稳定和准确。

为此，可以采用标准照相法辅助描记耳模胶片。其基本做法是：①行标准侧位照相，注意照片中含标尺；②采用软件进行图片修正，使图片中耳廓大小与实际相同（修正方法见本章附录）；③彩色打印机打印耳廓图片，作为耳模描记的参照；④对照耳廓彩图，以虚线描记耳廓外围和各标志性结构外缘轮廓，重点注意描记耳轮、对耳轮、对耳轮上下脚、耳屏、对耳屏、耳垂等结构（图 4.1）；⑤在耳廓外缘轮廓内侧 2mm 作实线，作为实际软骨支架耳模轮廓线（因正常耳廓皮肤厚度为 2mm 左右，所以实际耳廓软骨支架应在耳廓外轮廓内侧 2mm 左右）。注意耳轮两条轮廓线的内侧部分下方尾端止于对耳轮与对耳屏的移行部（图 4.2）。⑥按实线裁剪胶片，形成个性化耳模（图 4.3）。

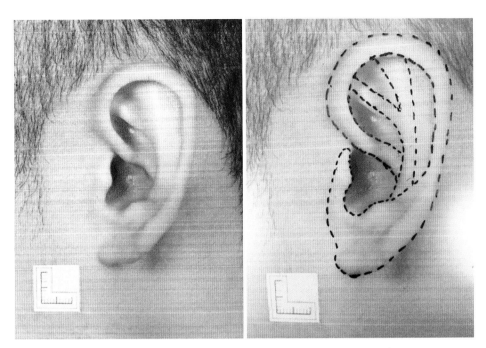

图 4.1　根据标准侧位相彩色图片以虚线描记耳廓外缘轮廓

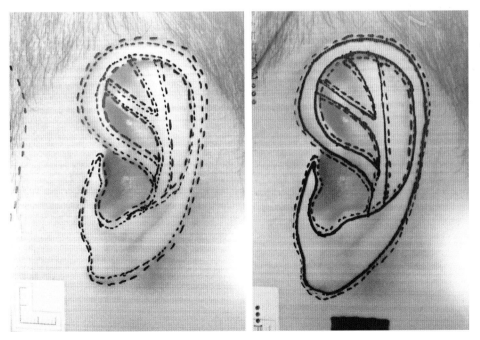

图 4.2　外轮廓线向内 2mm 描记软骨支架耳模

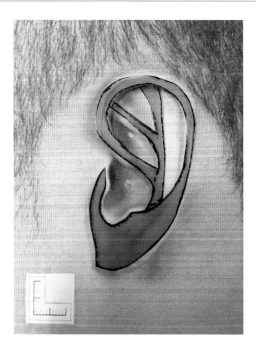

图4.3 个性化耳模

方法（2）：标准耳模绘图法

亚洲正常人耳廓平均大小为 32cm×60cm，覆盖耳廓皮肤厚度为 2mm。因此，三维耳廓软骨支架大小为 28mm×56mm。为了实现简便化和规范化，可能采用 8 个边长为 14mm 的正方形，画出标准的耳模图形。

①画出 8 个正方形，每个正方形边长为 14mm。A-C 为 28mm（对应于支架的宽度为 28mm），A-M 为 56mm（对应于支架的长度为 56mm）。以 E 为圆心、14mm 为半径画圆，经 D、B、F 点，D-B-F 线为耳轮上缘线。G-J 线中点向正方形内移 3mm 定为 T 点，G-T-J 线为耳前缘线（图 4.4）。

②在 B-N 连线上，H 点上方和下方各 1.5mm 处定点 H′ 和 H″。在 K-T 连线上，距 T 点 8mm 处定点 T′。平行于 J-K 线、在其下方 2.5mm 做平行线 X（图 4.5）。

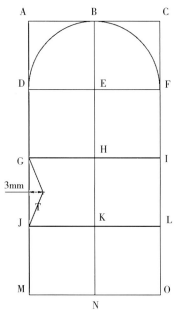

图4.4 标准耳模绘制第一步

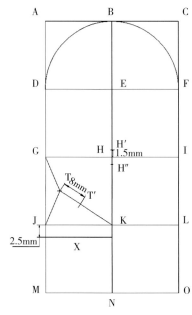

图4.5 标准耳模绘制第二步

③以 E 为圆心、11mm 为半径作圆，交 D-E-F 线于 D′和 F′，交 B-E 线于 B′。D-H″和 D′-H′之间做圆形弧线。T-J-T′之间连接成"U"形线，下端与 X 线相切，此线代表耳屏间切迹。T′向 H-K 线做垂线，交于 K′（图 4.6）。

④A-E 间做连线，与 B′-D′弧线交于 A′，A′-E 做微向上凸的弧线。A-E 线上方做间距为 3mm 的平行线，与 B′-D′弧线交于 A″，与 E-F′交于 E′，A″-E′做微向上凸的弧线。D′-E 做微向下凸的弧线，在 D-E 线下方 3mm 做平行线，与 D′-H′弧交于 D″，与 E-H 线交于 E″，D″-E″做微向上凸的弧线（图 4.7）。

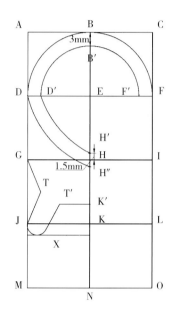

图 4.6　标准耳模绘制第三步

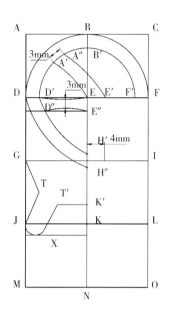

图 4.7　标准耳模绘制第四步

⑤H-I 连线上、距离 H 点 4mm 做 I′点（对耳轮点）。K-N 中点定为 N′点。I′点向上 2mm 做点 P，I′点向下与 2mm 做点 Q。E″-P、P-Q、Q-K′间做弧线。N′点与 M 点做弧线。G 点向 M 点做弧线 Y（图 4.8）。

⑥F-N′做弧线，F-N′与 K-L 线交于 L′。D″-H′线向外上方延长做弧线，与 E″-I′线相交于 P 点。D-H″线向外下方延长做弧线，与 K′-I′相交于 Q 点。过 E′向下方做弧线，与 E″-I′-K′-T′-J 线相平行，最后止于 Y 线。过 F′点向 K 点做弧线，完成舟状窝绘制（图 4.9）。

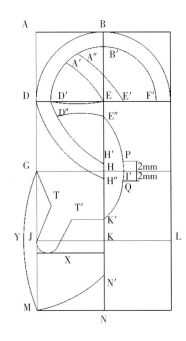

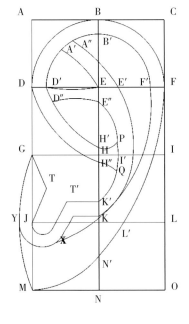

图 4.8 　标准耳模绘制第五步　　　　　　图 4.9 　标准耳模绘制第六步

标准耳模完成后，可以制成模板，每位患者可以在此基础上略加修改后应用。此方法对于双侧小耳畸形患者尤为适用。对于单侧小耳畸形患者，可以采用 Photoshop 软件，根据患者实际情况修改耳廓总长度后，等比例缩放各组成部分，进而形成校正后耳模，供实际应用（图4.10）。因多数人耳廓大小处于平均水平，也可以应用标准化耳模进行耳再造（图 4.11a）。

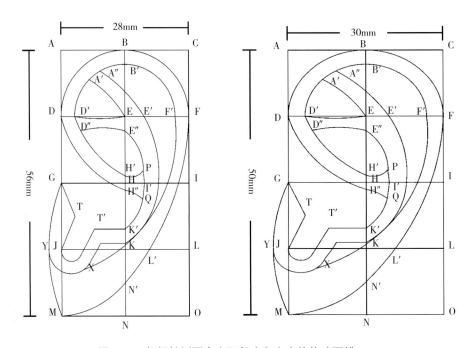

图 4.10 　根据健侧耳廓实际长度和宽度值修改耳模

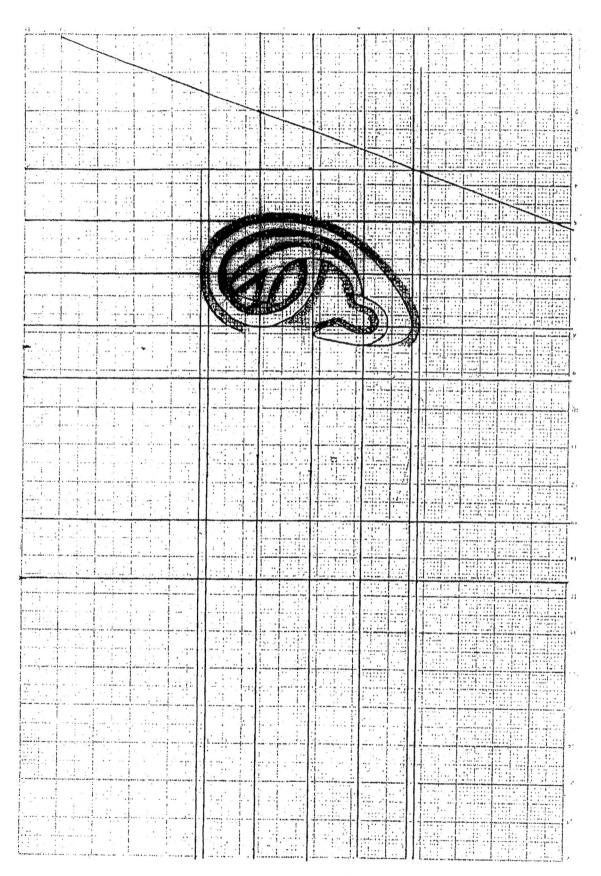

图 4.11a　标准化耳模

标准化耳模可以分为两种类型，每个解剖结构均有相应的平均数据。同时，耳廓位置也有标准位置供临床参考（图 4.11b）。

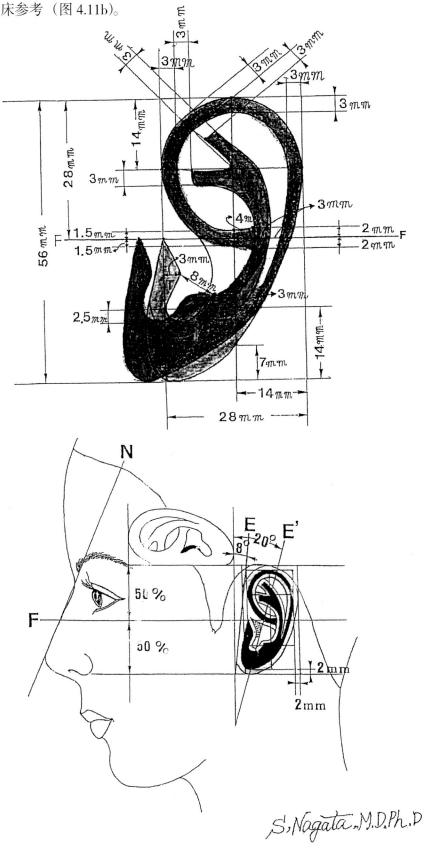

图 4.11b　标准耳模大小和位置（引自 Nagata《先天性耳廓畸形耳再造》）

2. 肋软骨切取

于同侧胸壁切取肋软骨。男性患者可于肋骨缘做斜切口，切口长约 5cm。切开皮肤、皮下组织、肌肉和软骨膜后，可显露 6~9 肋软骨。切开前软骨膜，切取第 6~9 肋软骨。保持后软骨膜结构的完整，采用可吸收线修复软骨膜形成的管状结构。软骨支架塑形后，取一块状软骨埋植于皮下层，作为二期手术的基桩。剩余软骨块剪碎后回植于软骨膜管状结构中，分层缝合，置负压引流（图 4.12 ~ 图 4.15）。女性患者可于乳房下皱襞处设计弧形切口，术后瘢痕隐蔽（图 4.16 ~ 图 4.18）。

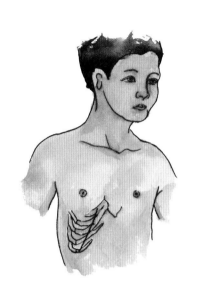
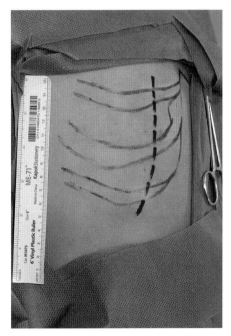

图 4.12　于肋软骨缘做斜切口

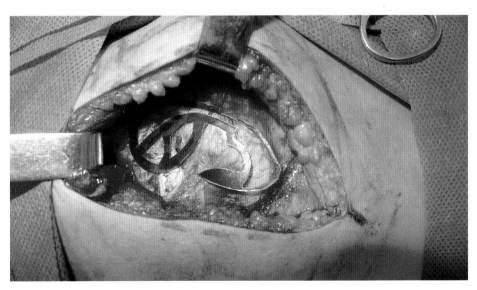

图 4.13　显露肋软骨

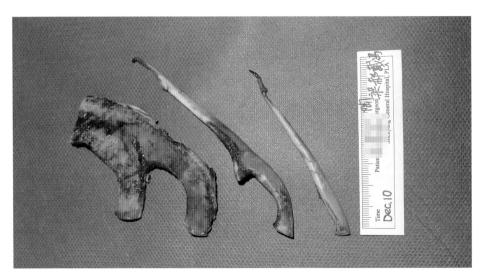

图 4.14　切取第 6 ~ 9 肋软骨

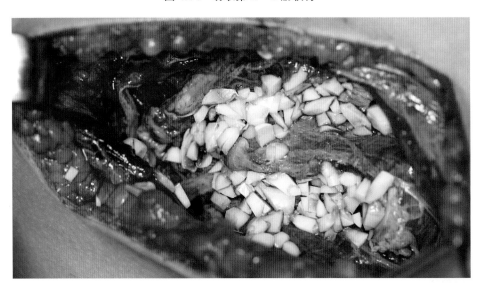

图 4.15　碎软骨回植

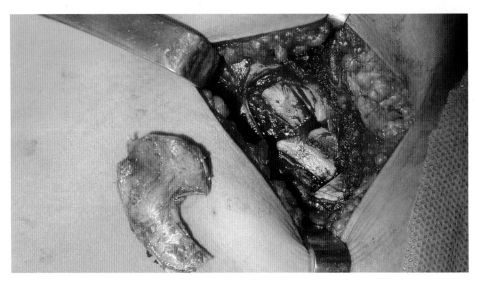

图 4.16　女性患者设计乳房下皱襞切口

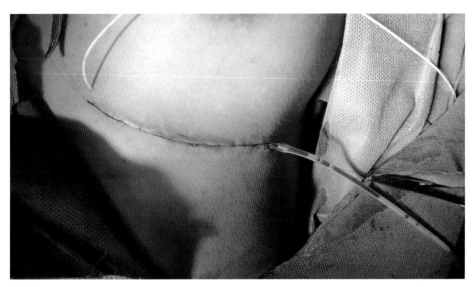

图 4.17　乳房下皱襞切口线缝合

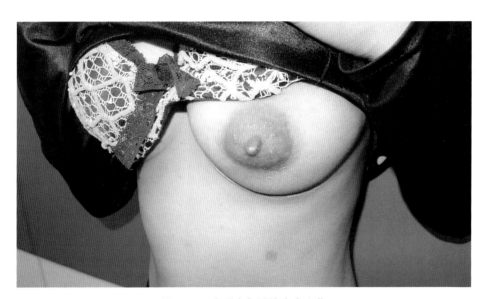

图 4.18　术后半年随访瘢痕隐蔽

3. 三维软骨支架塑形

取同侧第 6~9 肋软骨，前后翻转后作为支架应用。借助耳模在切取的肋软骨上标记三维软骨支架各组成部分。以尖刀和雕刻刀塑形。基本组成单元包括：基座、外耳轮脚和外耳轮嵴、对耳轮上下脚和对耳轮、耳屏、对耳屏。将各组成单元以钢丝与基座相连接。连接次序为：基座雕刻—外耳轮脚—外耳轮嵴—对耳轮—对耳轮上下脚—耳屏—对耳屏。采用特制双针钢丝。特别注意，外耳轮脚和外耳轮嵴内表面塑形以及呈新月形对耳轮的塑形。通常情况下，第 6 和第 7 肋软骨用来形成支架基座，第 8 肋软骨用来形成耳轮和耳轮脚，第 9 肋软骨用来形成对耳轮和对耳轮上下脚，剩余软骨用来形成耳屏、对耳屏和二期手术用软骨基桩（图 4.19~图 4.41）。

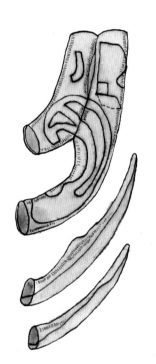
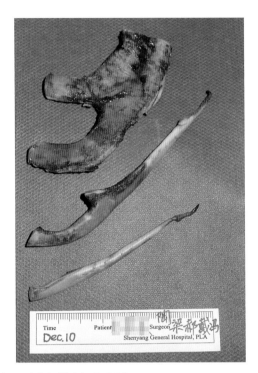

图 4.19　肋软骨切取后支架基座切取位置

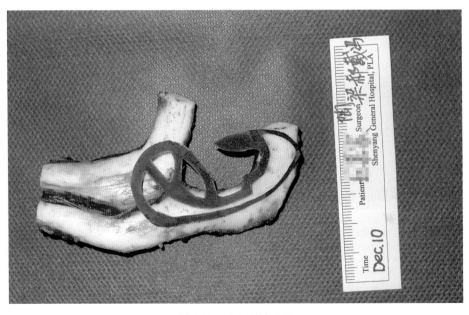

图 4.20　支架基座比对

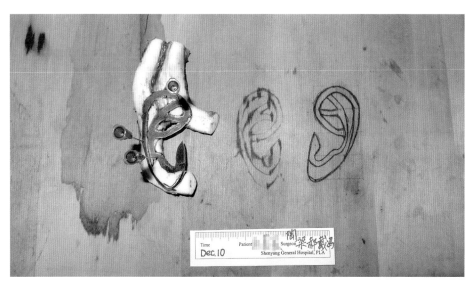

图 4.21　固定耳模

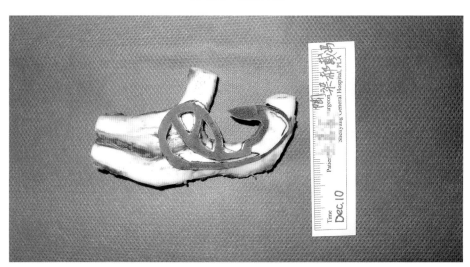

图 4.22　根据耳模描记支架基座位置

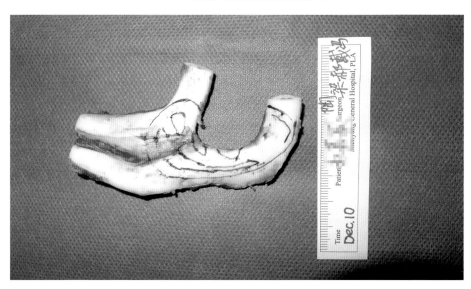

图 4.23　支架基座描记后

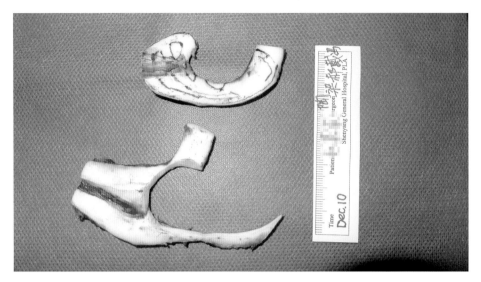

图 4.24　支架基座切取后

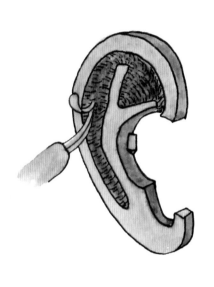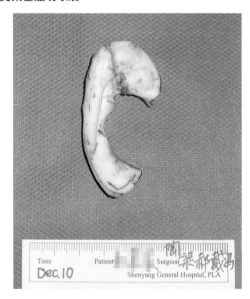

图 4.25　加深支架基座的舟状窝和三角窝

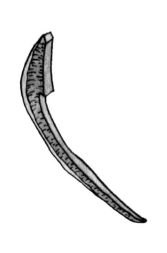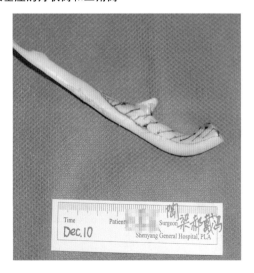

图 4.26　外耳轮软骨塑形

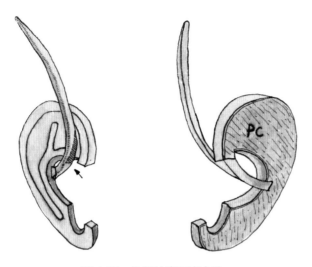

图 4.27　外耳轮脚固定方法

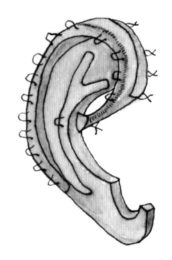

图 4.28　外耳轮嵴固定方法

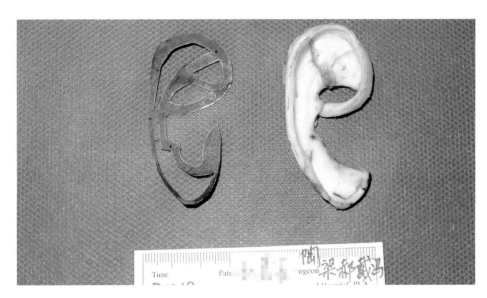

图 4.29　基座—外耳轮复合体塑形完成

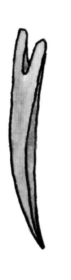
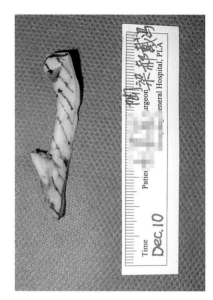

图 4.30　对耳轮及上下脚软骨塑形

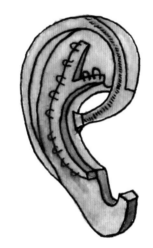

图 4.31　对耳轮及上下脚软骨固定

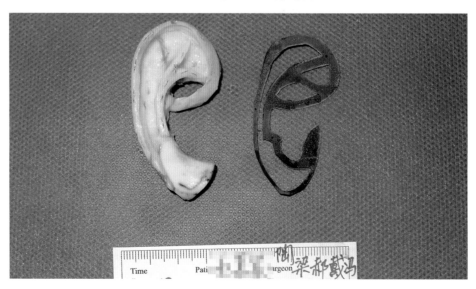

图 4.32　基座—外耳轮—对耳轮—对耳轮上下脚复合体塑形完成（正面观）

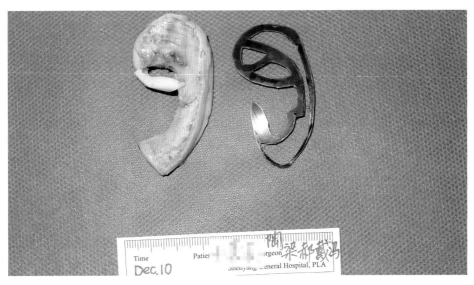

图 4.33　基座—外耳轮—对耳轮—对耳轮上下脚复合体塑形完成（背面观）

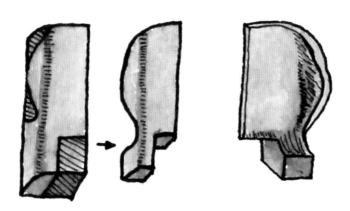

图 4.34　耳屏软骨塑形

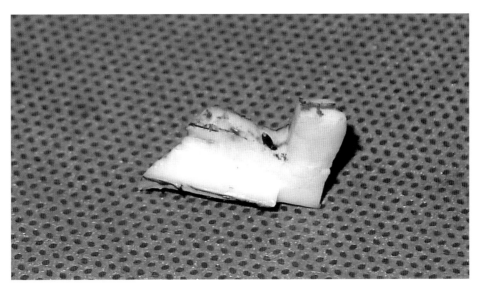

图 4.35　耳屏软骨塑形后

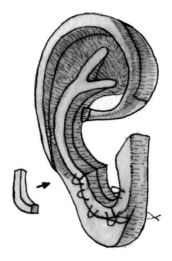

图 4.36　对耳屏软骨塑形与固定

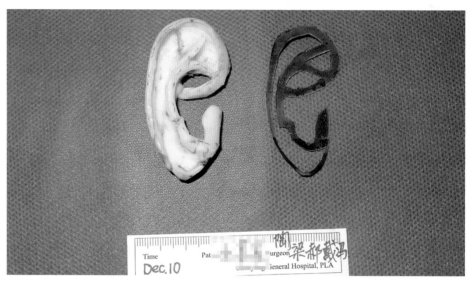

图 4.37　基座—外耳轮—对耳轮—对耳轮上下脚—耳屏—对耳屏复合体塑形完成（正面观）

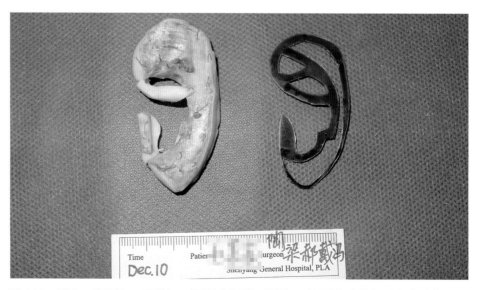

图 4.38　基座—外耳轮—对耳轮—对耳轮上下脚—耳屏—对耳屏复合体塑形完成（背面观）

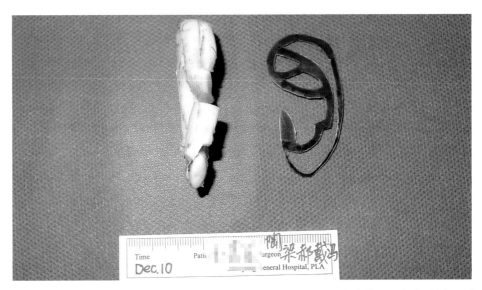

图 4.39　基座—外耳轮—对耳轮—对耳轮上下脚—耳屏—对耳屏复合体塑形完成（侧面观）

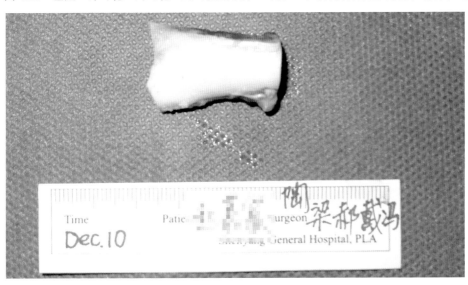

图 4.40　为二期手术预留的基桩软骨（埋植于皮下）

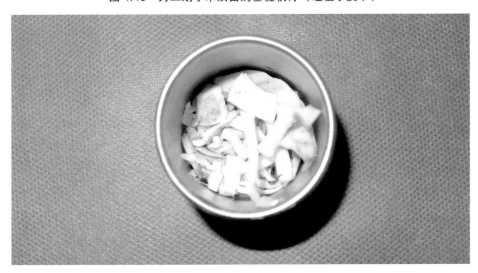

图 4.41　塑形后剩余的软骨块（回植于肋软骨供区）

4. 乳突区皮瓣分离与软骨支架植入

耳垂部设计切口线，形成 3 个皮瓣：耳垂部皮瓣、乳突区皮瓣和耳屏皮瓣。耳垂前部切口线尾端、对应于再造耳廓耳屏间切迹处设计直径约 2mm 的环形切口线，缝合后可形成"U"形耳屏间切迹。耳垂后部及乳突区设计"W"形切口线。完全去除残存的软骨样赘生物，注意保护表面皮肤和血管网。参考耳模画出软骨支架植入区，皮下分离范围在其上部和后部超过此范围 10mm，皮肤保留厚度 1.5 ~ 2mm。注意保持"S"区组织不予分离，此处为皮瓣蒂部。去除相当于外耳道位置的皮下组织，目的是加深耳甲腔，形成类似于外耳道开口样外观。距离"W"形切口线尖端前后各 1cm 处的切口线上，标记点 A 和点 B，A–B 点相对缝合，形成耳屏间切迹。"W"形切口线后部最尾端向支架植入区外扩 5mm。三维软骨支架由耳屏区切口线进入，旋转就位后，保持"S"区完好。软骨支架与基底部缝合固位，表面皮瓣对位缝合。前部多余皮肤缝合后内卷，形成假性外耳道结构。置细导管，负压抽吸显示外形。含抗生素油纱卷打包固定。辅助海绵垫保护，头套辅助固位。每日检查打包线，10 天去除打包线。去除油纱条后，以棉卷压迫于再造耳廓沟窝处，棉卷粗细可以根据沟窝大小加以调整（图 4.42 ~ 图 4.56）。

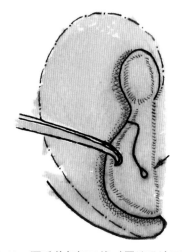

图 4.42 耳垂前部切口线（尾端设计环形切口）

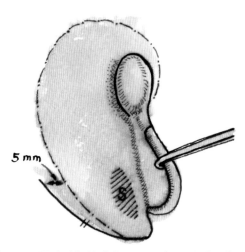

图 4.43 耳垂后部及乳突区 W 形切口线（注意保持 S 处皮下软组织相连）

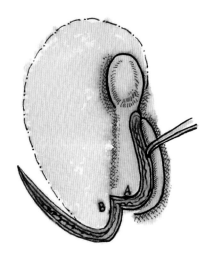

图 4.44 按切口线设计切开（距离切口线尖端前后各 1cm 处标记点 A 和点 B，A–B 点相对缝合，形成耳屏间切迹）

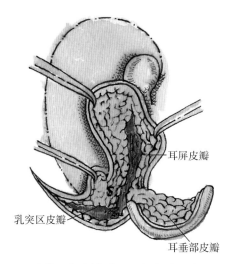

图 4.45 形成 3 个皮瓣（耳垂部皮瓣、乳突区皮瓣和耳屏皮瓣）

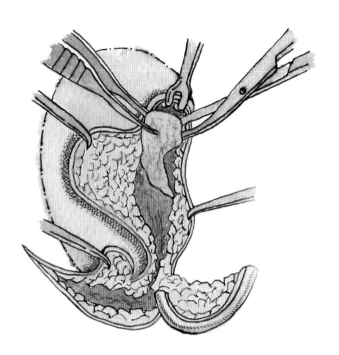

图 4.46 去除残存的软骨样赘生物

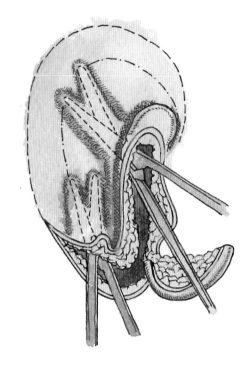

图 4.47 参考耳模画出软骨支架植入区，皮下分离范围上部和后部超过此范围 10mm

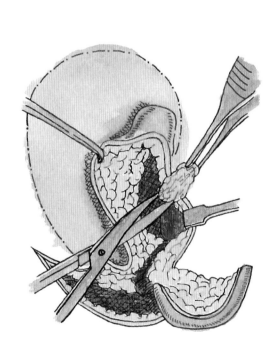

图 4.48 去除相当于外耳道位置的皮下组织，以加深耳甲腔

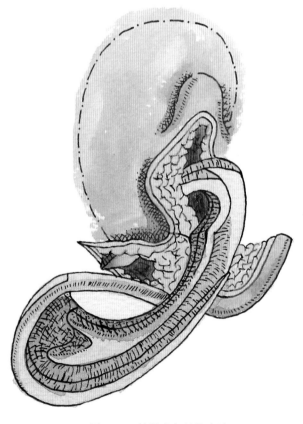

图 4.49 软骨支架就位方法

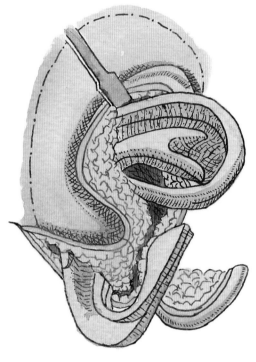

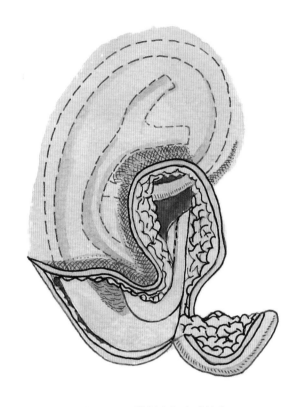

图 4.50　软骨支架就位方法　　　　　　　　　图 4.51　软骨支架完成就位

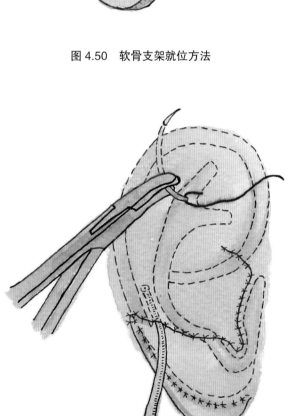

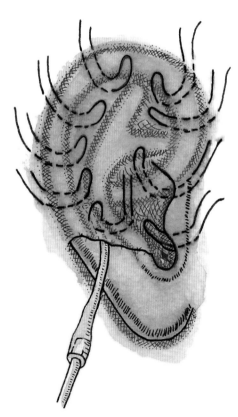

图 4.52　缝合完成，负压吸引　　　　　　　　图 4.53　耳甲处过多皮肤内卷缝合，形成耳甲腔样形
　　　　　　　　　　　　　　　　　　　　　　　　　态，打包线就位

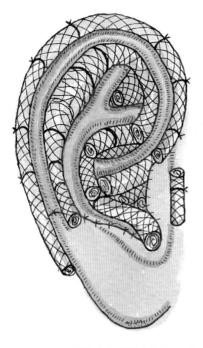

图 4.54　含抗生素油纱卷打包固定

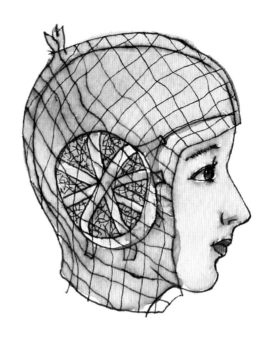

图 4.55　头套辅助固位

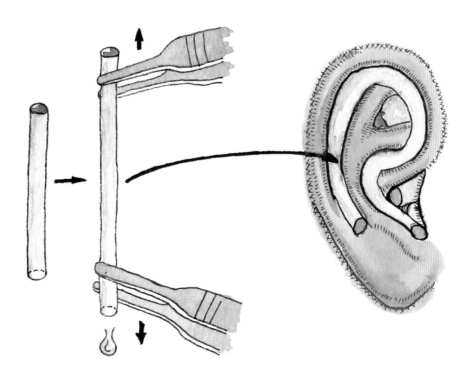

图 4.56　拆除加压包扎后，以浸抗生素的棉卷固定于耳廓沟窝中

（二）二期手术

二期手术目的是抬起再造耳廓，恢复其正常的突度。通常在一期手术 6 个月后进行。按手术目的设计 3 个切口线：①梭形切口线：切取头皮断层皮片；②Z 形切口线：切取颞顶筋膜瓣（颞浅筋膜瓣）；③半环形切口线：抬起再造耳廓后部（图 4.57）。

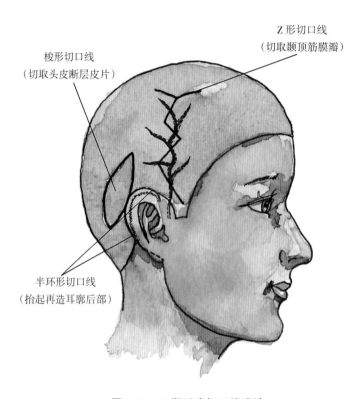

图 4.57　二期手术切口线设计

用手术刀切取头皮断层皮片，注意避免损伤毛囊，防止术后秃发。之后沿再造耳廓后部环形切开，掀起再造耳廓。分离乳突区皮肤约 1cm 范围，中间部切除三角形区域，收紧颅耳沟，同时避免形成猫耳畸形，皮瓣向前推进后对位缩合。取出一期手术埋置于腹部皮下的肋软骨，按耳甲弧度雕刻成基桩，植入再造耳廓后部，支撑后形成正常的颅耳角。切取颞顶筋膜瓣，通过皮下隧道转移至再造耳廓后部，覆盖再造耳廓后部、软骨基桩及乳突区。头皮断层皮片植于筋膜表面，缝合打包固定。断层皮片供区以凡士林纱布或异种皮暂时覆盖，辅以抗生素软膏（图 4.58 ~ 图 4.71）。

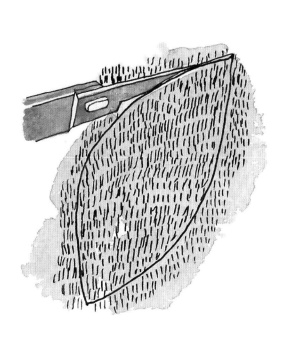

图 4.58　头皮断层皮片切取方法（切开至真皮层）

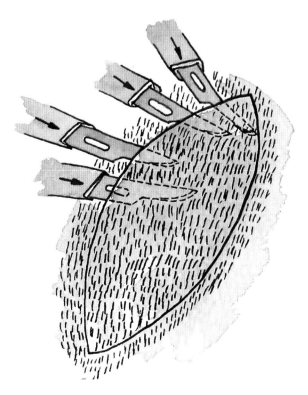

图 4.59　头皮断层皮片切取方法（于真皮深层分离）

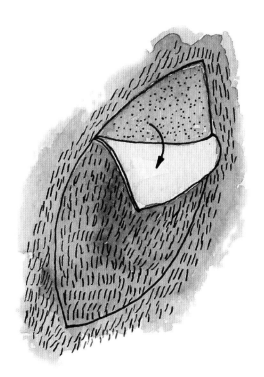

图 4.60　头皮断层皮片切取方法（皮片掀起）

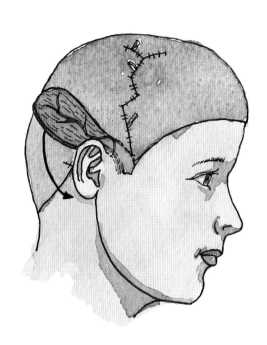

图 4.61　切取颞顶筋膜瓣（颞浅筋膜瓣），准备带蒂移植

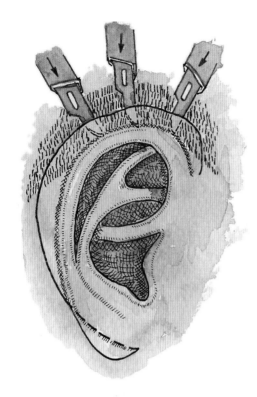

图 4.62　再造耳廓后部半环形切开

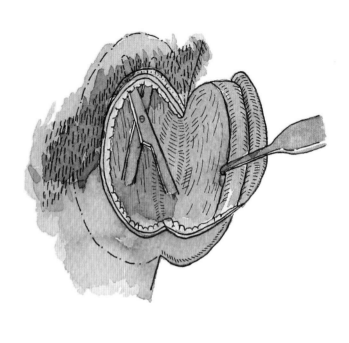

图 4.63　再造耳廓后部乳突区分离，抬起再造耳廓

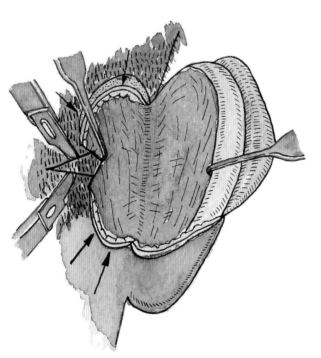

图 4.64　梭形切除切口后缘皮肤，收紧颅耳沟

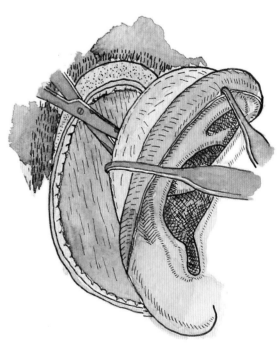

图 4.65　再造耳廓后部分离，充分抬起再造耳廓

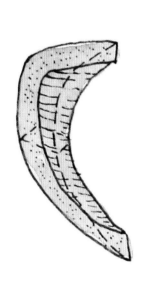

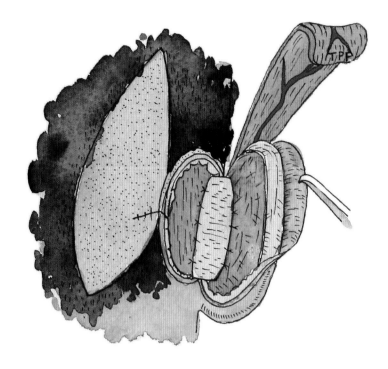

图 4.66　软骨基桩塑形

图 4.67　软骨基桩植入

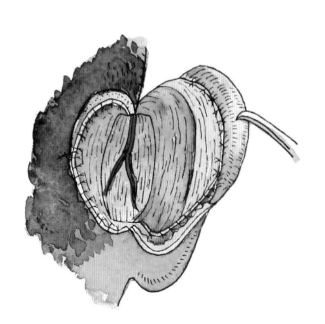

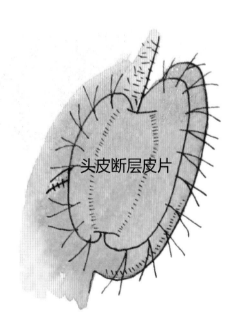

图 4.68　颞顶筋膜瓣覆盖软骨基桩

图 4.69　头皮断层皮片覆盖

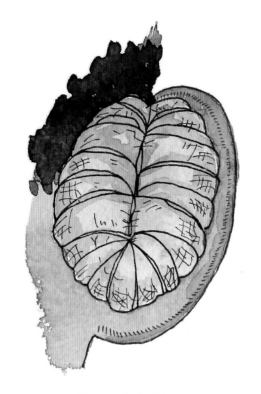

图 4.70　打包固定

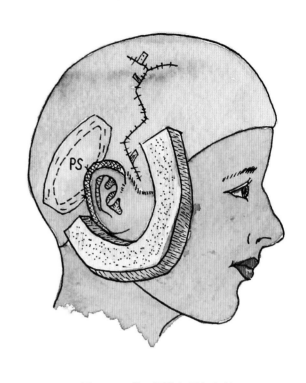

图 4.71　供区覆盖与局部保护

再造耳廓二期术后，断层剖面可以看到具有一定颅耳角的耳廓结构，伴有较深的耳甲腔和假性外耳道（图 4.72）。

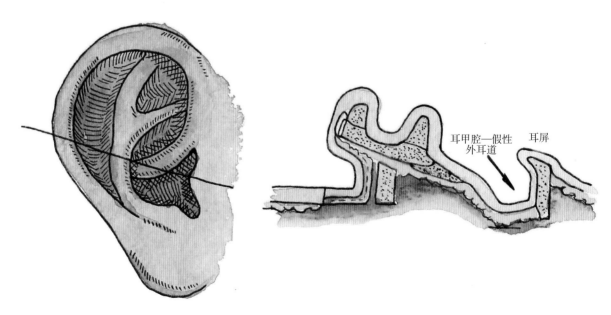

图 4.72　二期手术后断层剖面图

三、手术过程示例

（一）一期手术示例（图4.73～图4.79）

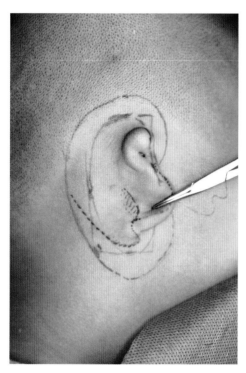

图4.73 切口线设计

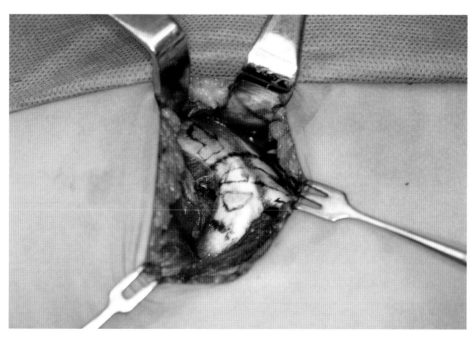

图4.74 切取肋软骨

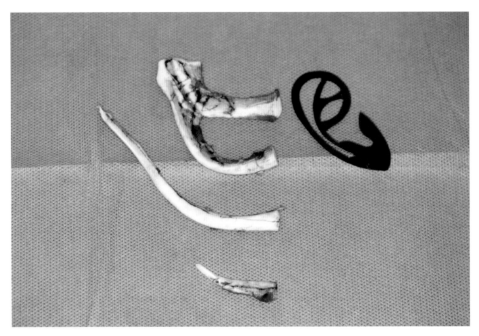

图 4.75　肋软骨与耳模比对

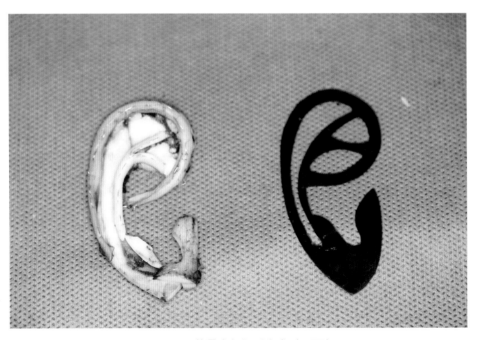

图 4.76　软骨支架塑形完成（正面）

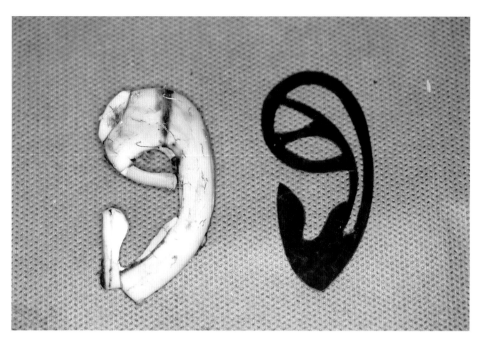

图 4.77　软骨支架塑形完成（背面）

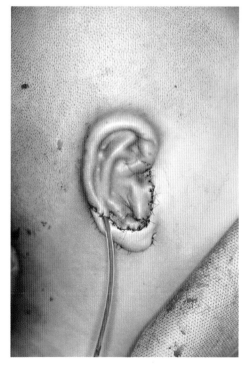

图 4.78　软骨支架就位及负压抽吸后外观

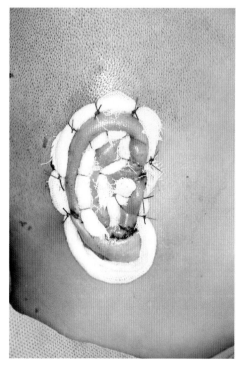

图 4.79　打包后外观

（二）二期手术示例（图 4.80~图 4.97）

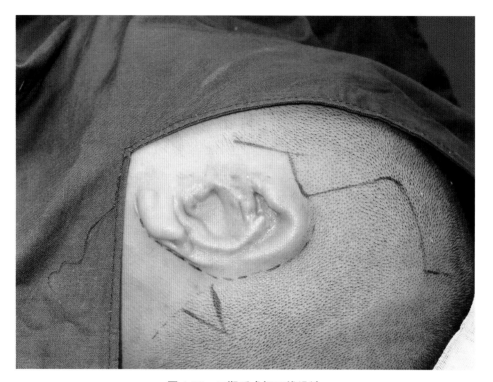

图 4.80　二期手术切口线设计

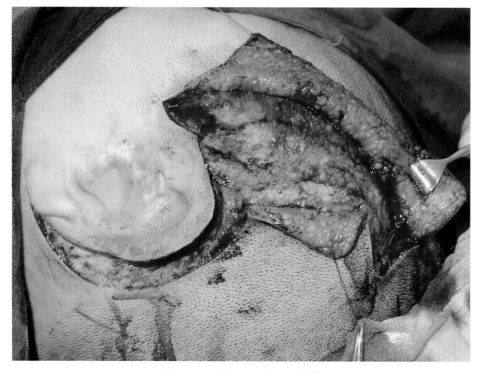

图 4.81　Z 形切开显露颞顶筋膜

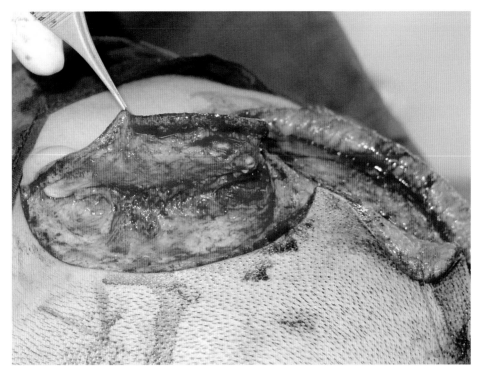

图 4.82　再造耳廓后部半环形切开，抬起再造耳廓结构

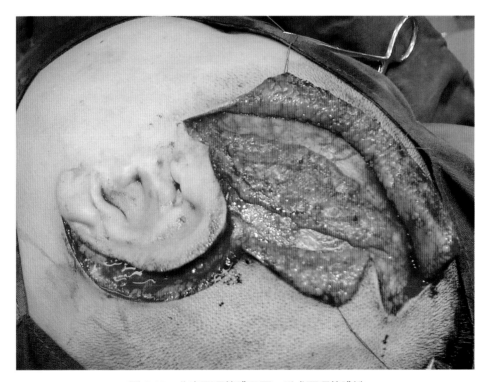

图 4.83　分离颞顶筋膜深面，形成颞顶筋膜瓣

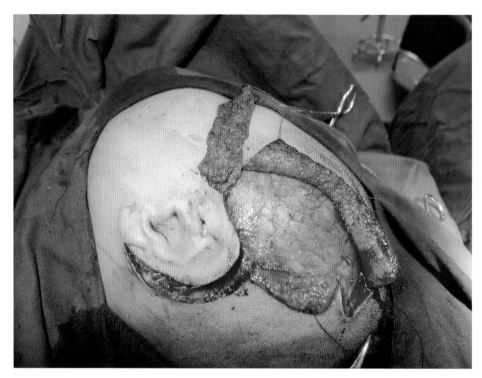

图 4.84　掀起颞顶筋膜瓣（1）

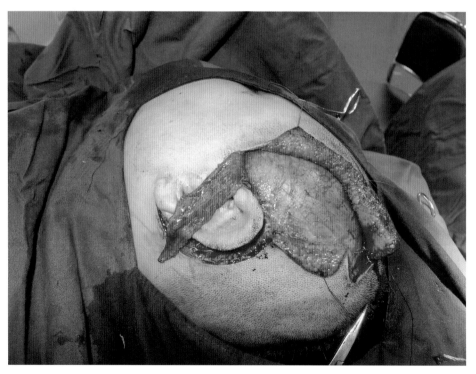

图 4.85　掀起颞顶筋膜瓣（2）

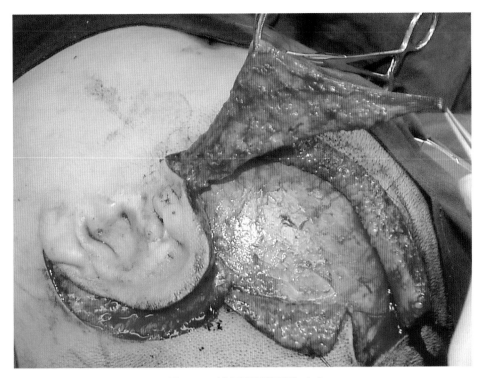

图 4.86　掀起颞顶筋膜瓣（3）

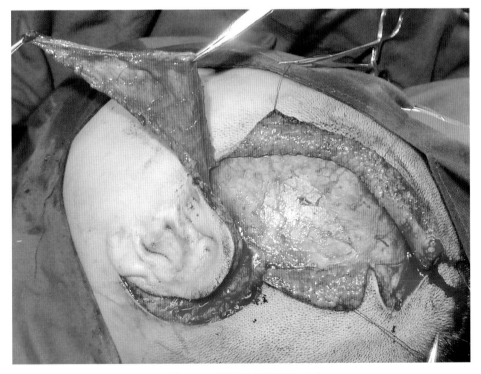

图 4.87　掀起颞顶筋膜瓣（4）

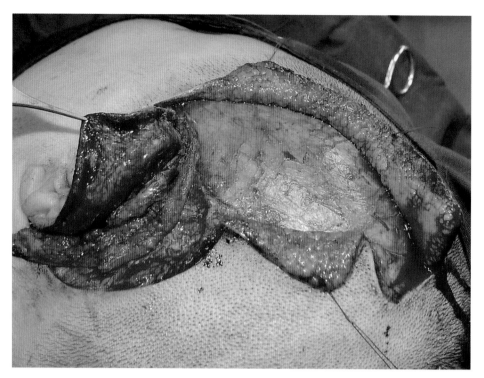

图 4.88 预转移颞顶筋膜瓣

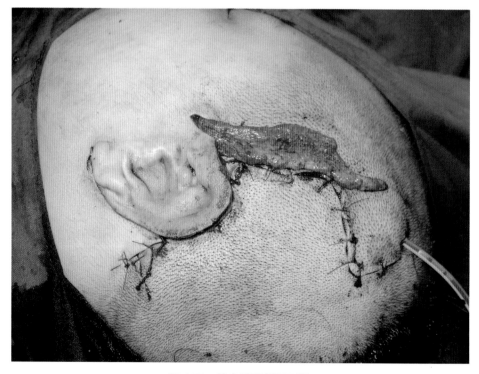

图 4.89 缝合颞顶部切口线

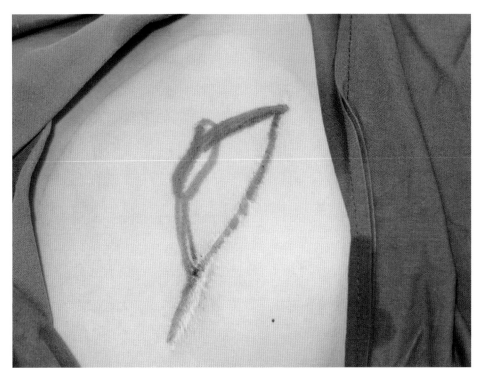

图 4.90　胸部沿一期手术瘢痕线切开，同时切取全厚皮片

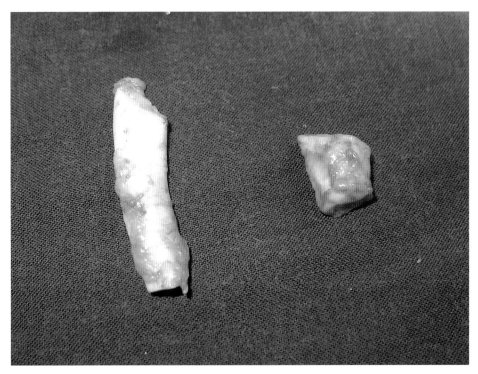

图 4.91　取出一期手术埋植于胸部皮下的软骨

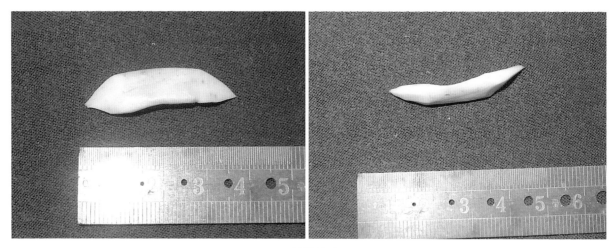

图 4.92　基桩软骨塑形

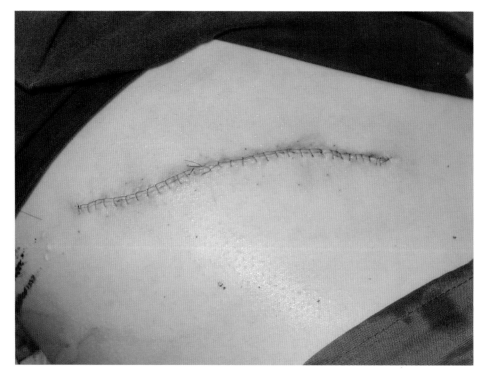

图 4.93　胸部分层缝合

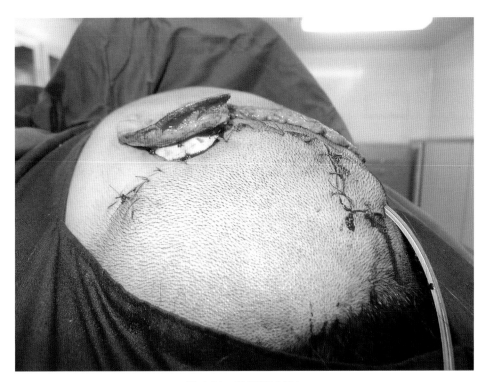

图 4.94 软骨基桩植入

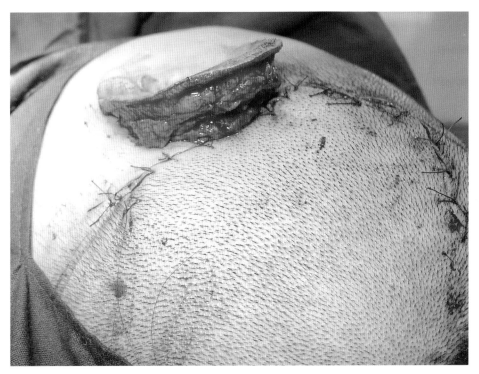

图 4.95 颞顶筋膜覆盖软骨基桩

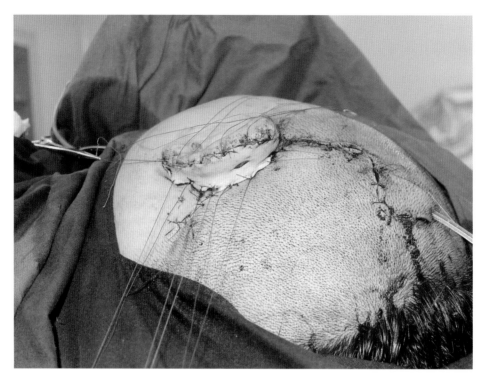

图 4.96　全厚皮覆盖

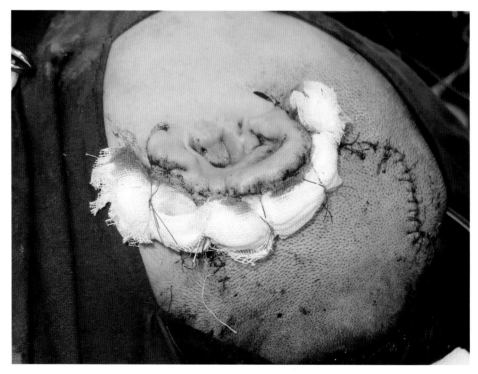

图 4.97　打包

四、典型病例

女性，11 岁，诊断为"右侧耳垂型小耳畸形"，术前有小耳垂和较大的残耳。经二期手术后，再造耳形态、大小、位置、长轴角度、颅耳角均与正常侧相近（图 4.98～图 4.107）。

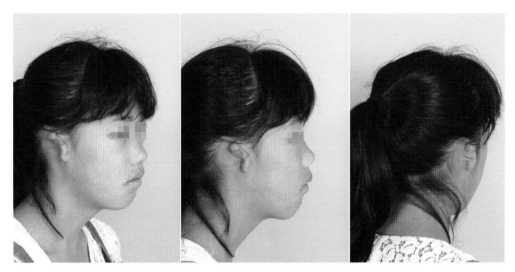

图 4.98　术前表现

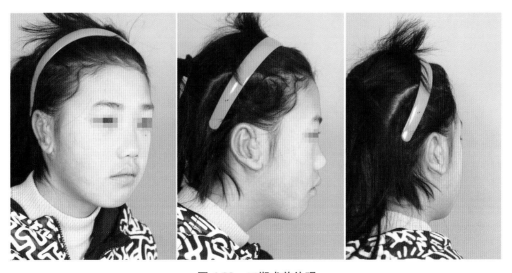

图 4.99　二期术前外观

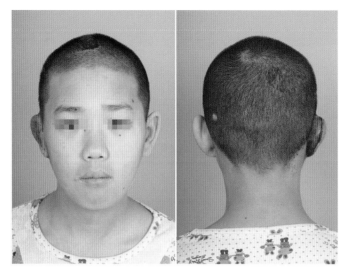

图 4.100　二期术后二周外观

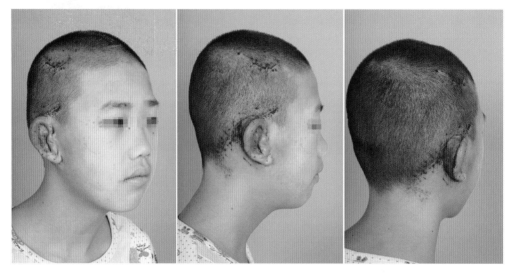

图 4.101　二期术后二周外观

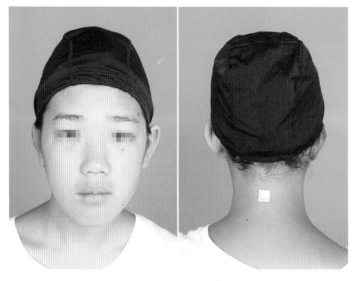

图 4.102　二期术后三个月外观

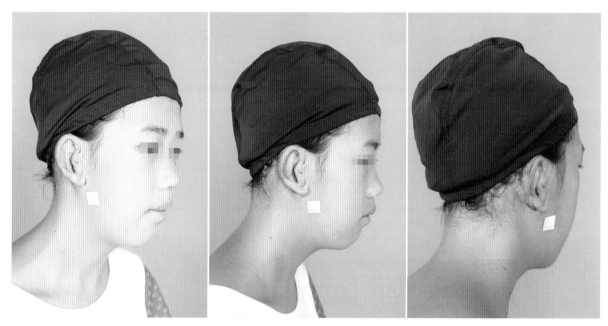

图 4.103　二期术后三个月外观

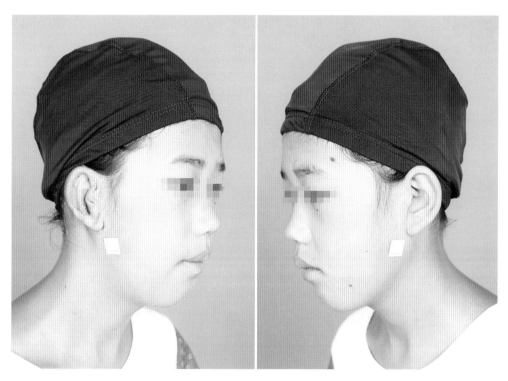

图 4.104　二期术后左右侧对比

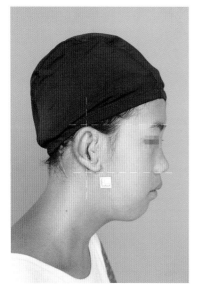

图 4.105　再造耳数据分析（1）

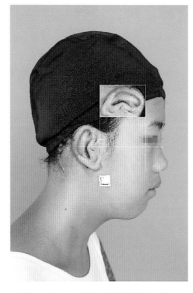

图 4.106　再造耳数据分析（2）

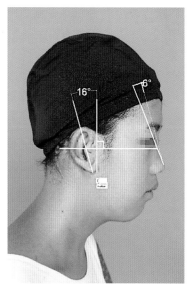

图 4.107　再造耳数据分析（3）

五、附录：与实物等比例图片制作方法

（一）word 2003 版本制作方法

（1）新建 word 文档。

（2）插入目标图片。

（3）沿着标尺绘制一条线段：插入→图片→自选图形。

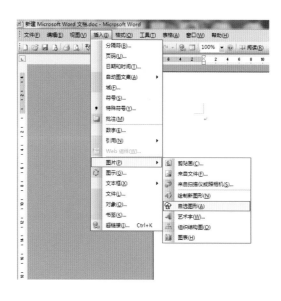

（4）点击自选图形后屏幕左下角会出现自选图形，点击选择线条→直线；或者直接点击直线标志。

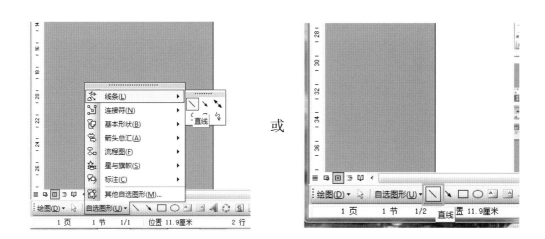

（5）沿图片标尺显示 1cm 区域连线，尽量保证线段两端与标尺两端完全重合。

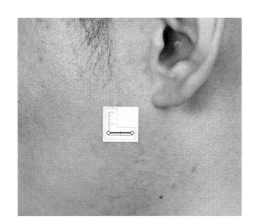

（6）双击线段，弹出"设置自选图形格式"菜单，选择"大小"对话框。记录宽度数值，计算转换系数。如下图中，线段宽度为 0.95cm，即图上距离 0.95cm= 实际距离 1cm，转换系数 = 实际距离 / 图上距离，该图中转换系数 =1/0.95=1.05。

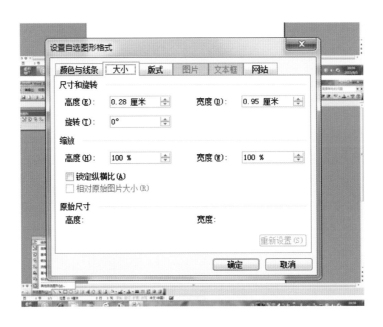

（7）右键点击图片，选择"设置图片格式"，打开后选择"大小"对话框。

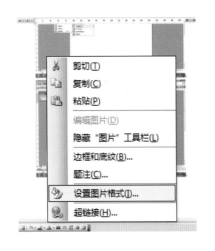
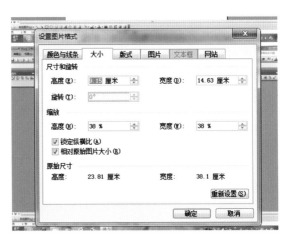

（8）调整数值：调整数值 = 显示数值 × 转换系数。如上图中高度显示数值为 9.15，调整高度数值 =9.15×1.05=9.61，调整宽度数值 =14.63×1.05=15.36 修改后点击"确定"。在锁定纵横比情况下，修改高度或者宽度中任意一项，另一项系统会自动修改。

（9）调整后所得图像直接进行彩色打印，即可得到与实际大小 1：1 的图像。

（二）word 2007 及以上版本

（1）新建 word 文档。

（2）插入目标图片。

（3）沿着标尺绘制一条线段：插入→形状→直线。

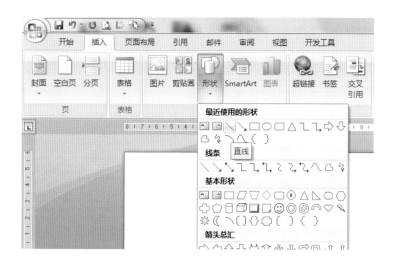

（4）沿图片标尺显示 1cm 区域连线，尽量保证线段两端与标尺两端完全重合。

（5）双击选中所画线段，屏幕右上角会显示其高度和宽度。记录宽度数值，计算转换系数。如上图中，线段宽度为 0.79cm，即图上距离 0.79cm= 实际距离 1cm，转换系数 = 实际距离 / 图上距离，该图中转换系数 =1/0.79=1.27。

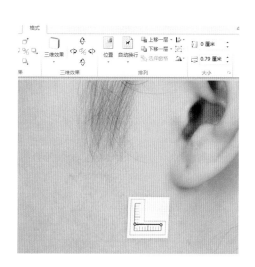

（6）右键点击图片，选择"设置图片格式"，打开后选择"大小"对话框。

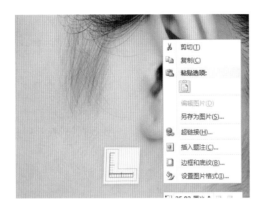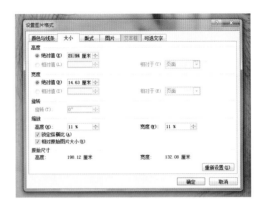

（7）调整数值：调整数值 = 显示数值 × 转换系数。如上图中显示高度数值为 21.94，调整高度数值 =21.94×1.27=27.86；显示宽度数值为 14.63，调整宽度数值 =14.63×1.27=18.58，修改后点击确定。在锁定纵横比情况下，修改高度或者宽度中任意一项，另外一项系统会自动修改。

（8）调整后所得图像直接进行彩色打印，即可得到与实际大小 1 : 1 的图像。

第五章

小耳甲型小耳畸形
耳再造

　　小耳甲型（the small concha type）小耳畸形的特点是含有耳垂和小的耳甲。其再造过程与耳垂型小耳畸形相近，主要区别在于一期手术切口线设计方面。耳垂前部切口线设计在小耳甲陷窝后缘，于陷窝处行软组织分离，向外翻转，可形成耳屏。

一、小耳甲型小耳畸形再造示意图

　　切口线与耳垂型小耳症相比，在耳垂前部略有区别。此处切口线设计在小耳甲窝后缘，保留的皮肤可形成耳屏。基本步骤同耳垂型小耳症再造过程。唯一区别在于小耳甲陷窝处软组织分离，向外翻转，形成耳屏（图 5.1 ~ 图 5.6）。软骨支架塑形方法可以取全形雕刻，也可以仅雕刻上部支架，可据术前耳屏区软组织结构而定。

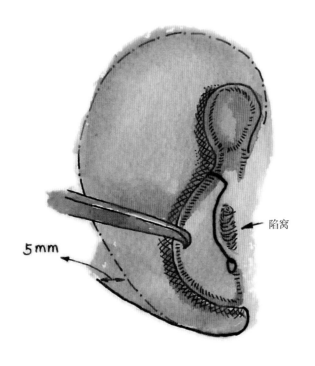
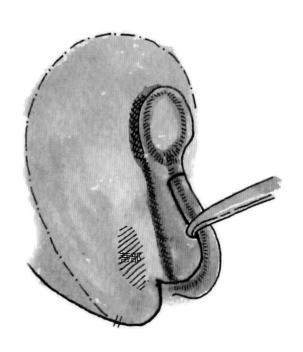

图 5.1　耳垂前部切口线设计在小耳甲陷窝后缘　　　　图 5.2　乳突区设计 W 形切口

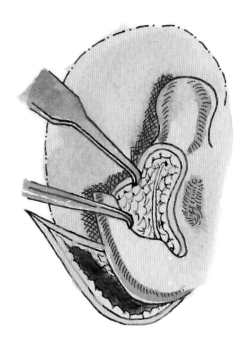

图 5.3　沿切口线设计切开

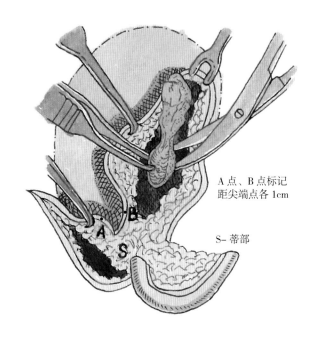

A 点、B 点标记
距尖端点各 1cm

S– 蒂部

图 5.4　去除残余变形软骨

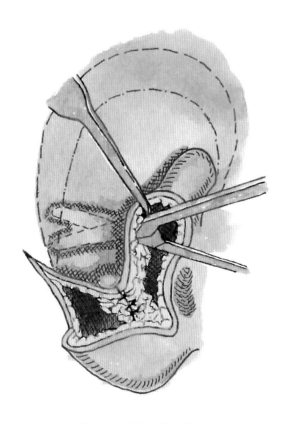

图 5.5　乳突区皮下分离

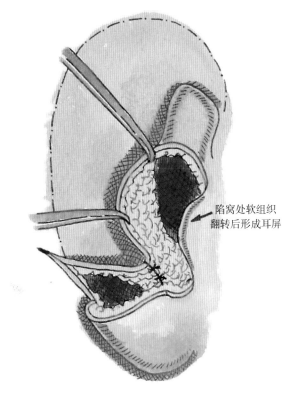

陷窝处软组织
翻转后形成耳屏

图 5.6　软骨植入腔隙分离完成

二、手术过程示例（图 5.7 ~ 图 5.34）

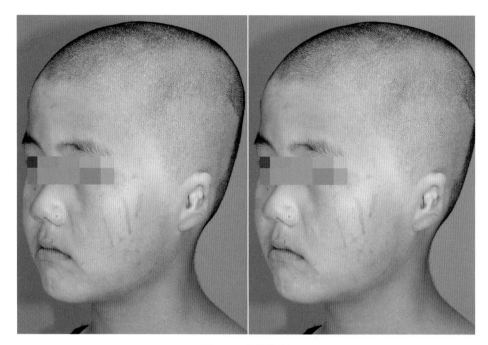

图 5.7　术前外观

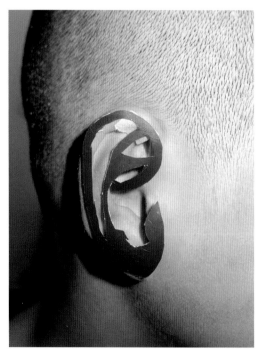

图 5.8　按健侧耳廓外形描记耳模

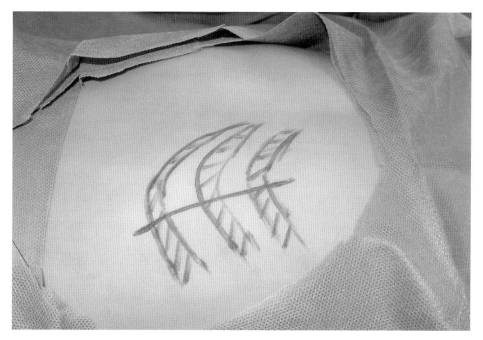

图 5.9　肋骨切取切口线设计

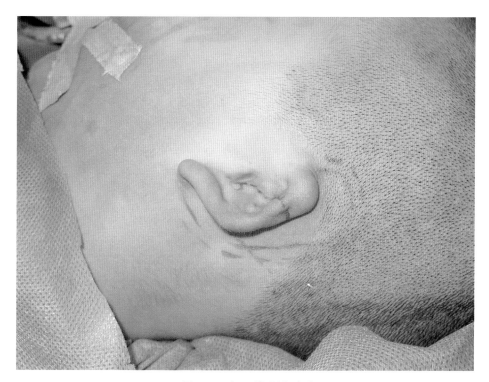

图 5.10　切口线设计（1）

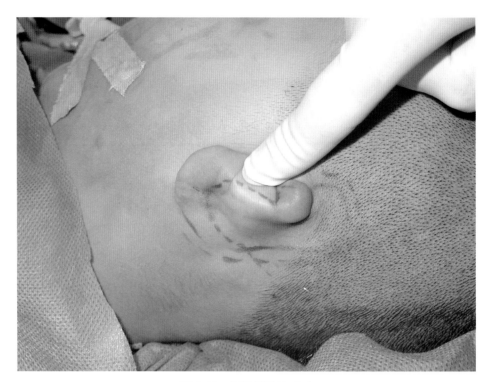

图 5.11 切口线设计（2）

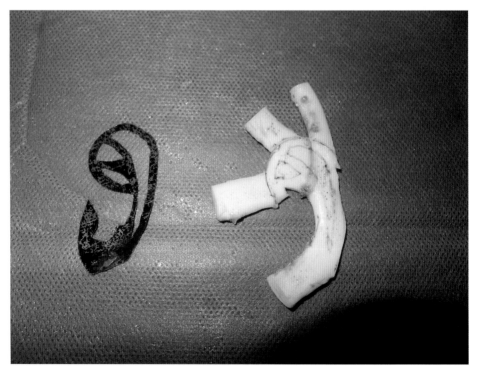

图 5.12 肋软骨切取后与耳模比对

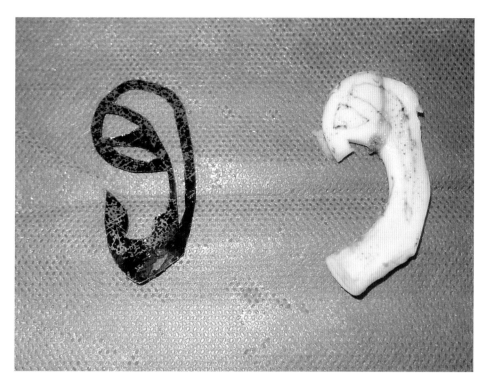

图 5.13　软骨基座轮廓塑形完成

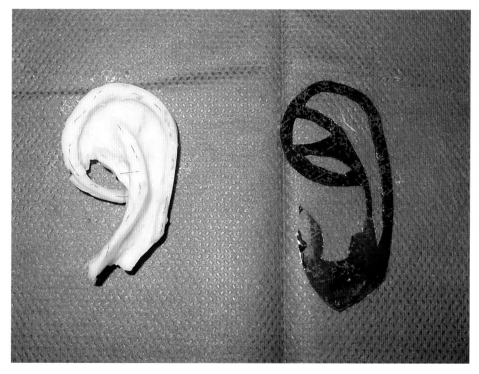

图 5.14　软骨支架雕刻完成（正面）

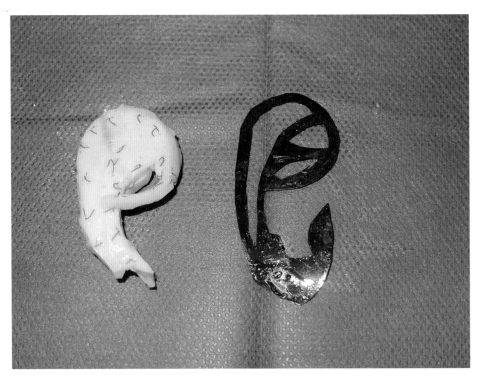

图 5.15　软骨支架雕刻完成（背面）

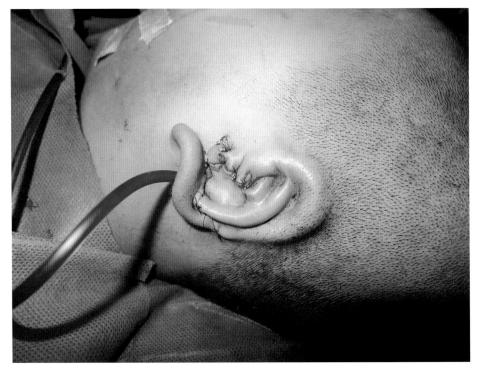

图 5.16　软骨支架就位完成

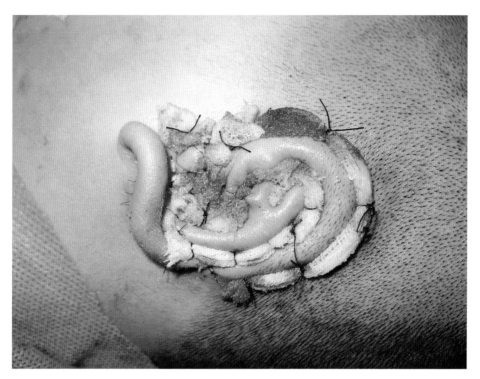

图 5.17　打包

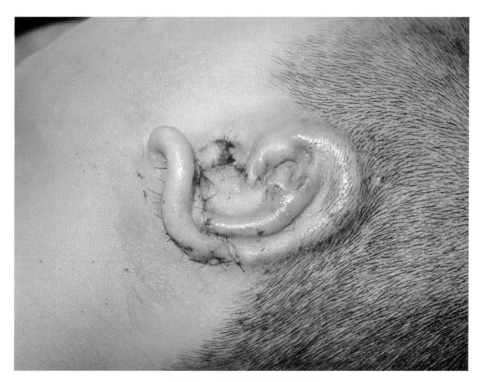

图 5.18　术后去除打包后外观

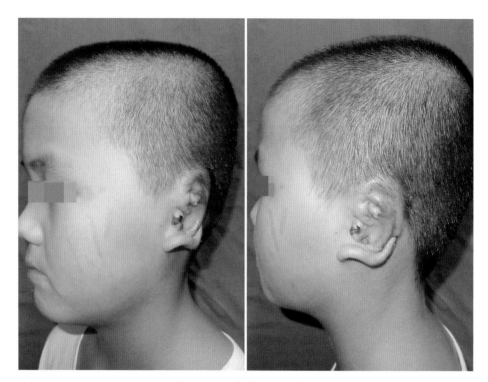

图 5.19　一期术后一周外观

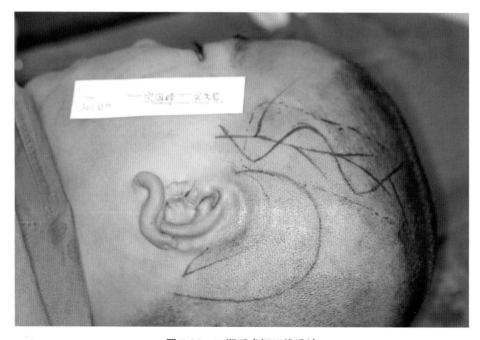

图 5.20　二期手术切口线设计

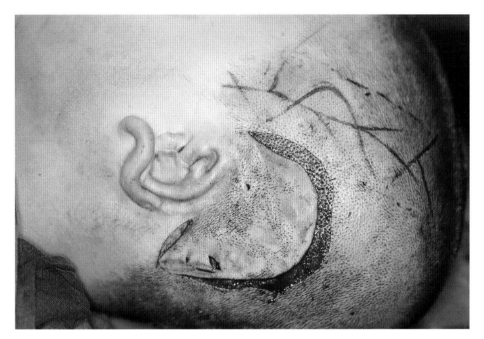

图 5.21　带蒂切取头皮断层皮片

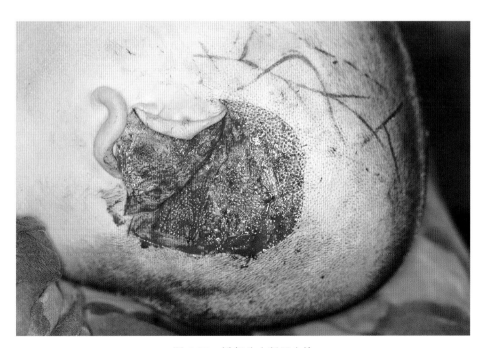

图 5.22　掀起头皮断层皮片

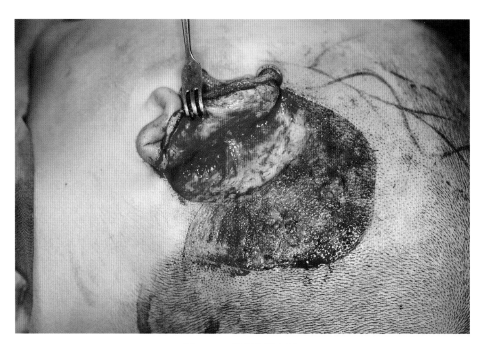

图 5.23　抬起再造耳廓

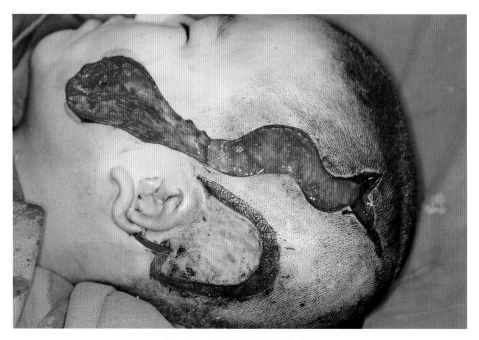

图 5.24　切取颞顶筋膜瓣（1）

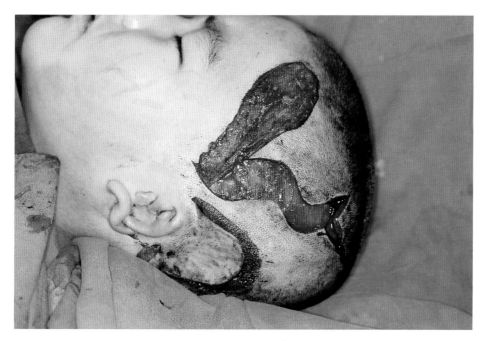

图 5.25　切取颞顶筋膜瓣（2）

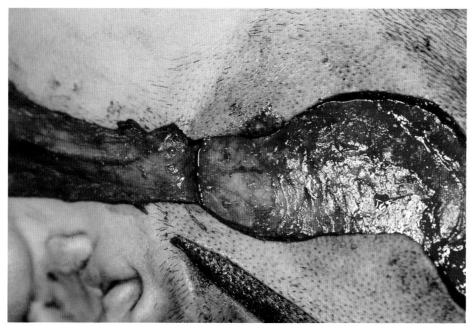

图 5.26　显示颞顶筋膜瓣血管蒂和颞深筋膜内血管

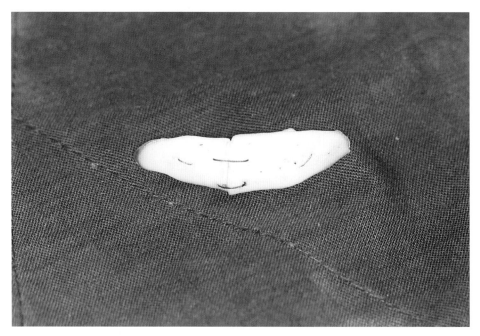

图 5.27　软骨基桩塑形

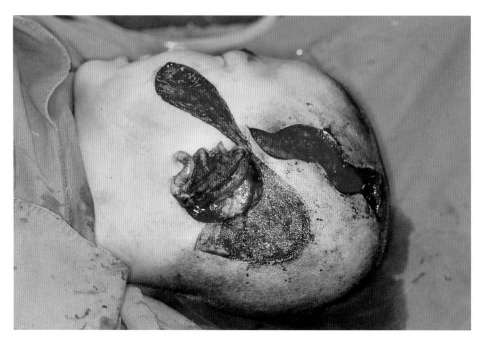

图 5.28　颞顶筋膜瓣通过皮下隧道转移至再造耳廓根部

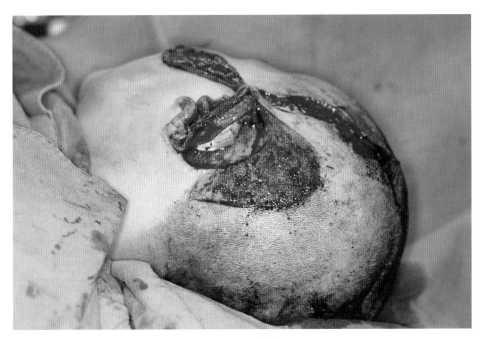

图 5.29　软骨基桩就位

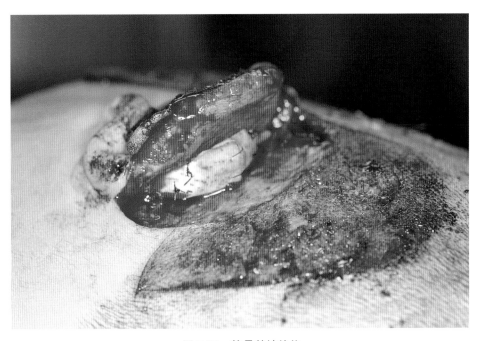

图 5.30　软骨基桩就位

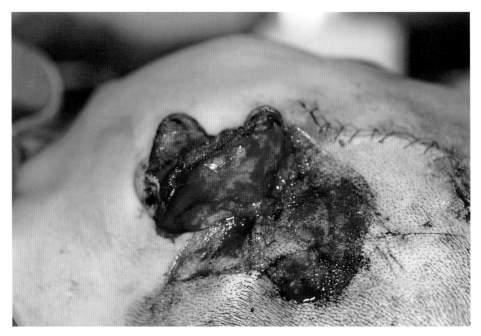

图 5.31　颞顶筋膜瓣覆盖软骨基桩

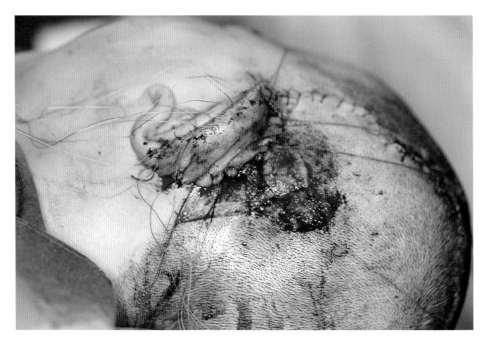

图 5.32　颞顶筋膜瓣表面覆盖头皮断层皮片

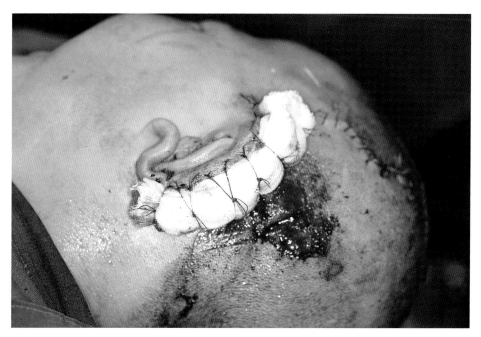

图 5.33　打包

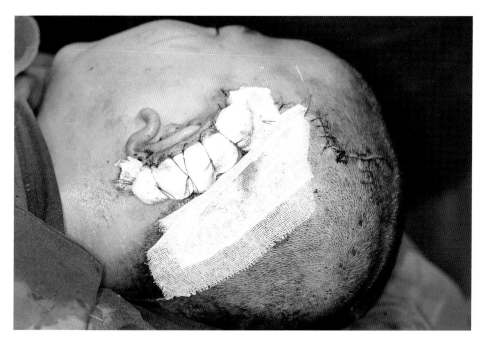

图 5.34　头皮断层皮片切取区凡士林纱布覆盖

再造术体会：①此例选择仅雕刻上部支架结构，原因是耳屏区皮肤较多，翻转后可形成耳屏样结构；②此例切取头皮断层皮片时，略有改良，即头皮断层皮片与再造耳廓区相连，避免增加切口瘢痕，减少皮肤色差。

第六章

耳甲型小耳畸形耳再造

　　耳甲型（the concha type）小耳畸形含有耳垂、耳甲、外耳道、耳屏和耳屏间切迹。因为无须构建耳垂和耳屏，因此切口线略有不同。前部切口线经过耳轮—对耳轮—耳甲腔，止于耳甲腔后壁。残存软骨不是全部去除，而是保留下部耳垂和耳屏部分软骨，去除上部软骨组织。需进行上部软骨支架塑形，之后与下部软骨连接固定。其余操作步骤与耳垂型小耳畸形相近。

一、耳甲型小耳畸形再造示意图（图6.1～图6.9）

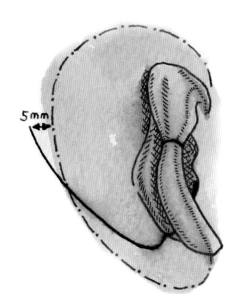

图 6.1　切口线整体外观

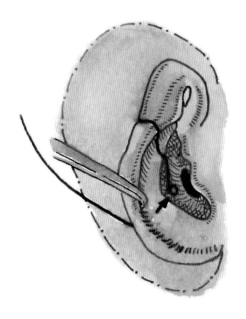

图 6.2　耳垂前部切口起于耳轮，向前下方经对耳轮，止于耳甲腔后壁

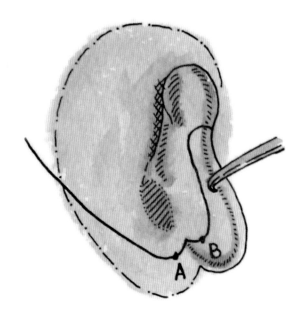

图 6.3　后部采用小"W"形切口（A点和B点距离尖端 1cm）

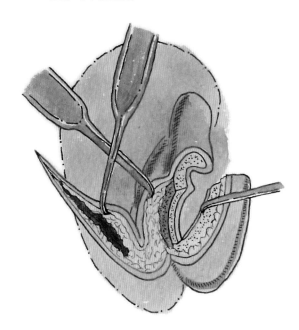

图 6.4　沿切口线设计切开

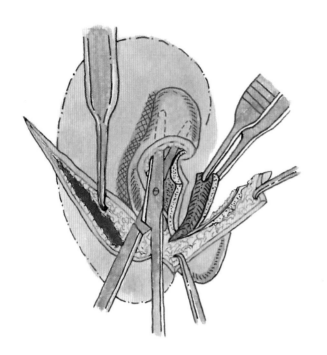

图 6.5　分离残余软骨上半部分

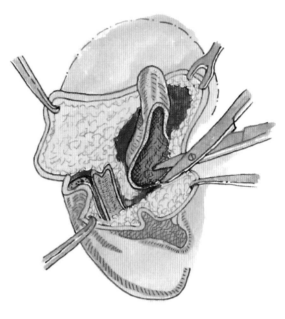

图 6.6　去除残余软骨上半部分，包括耳廓残基、耳甲后壁、对耳轮的上半部分

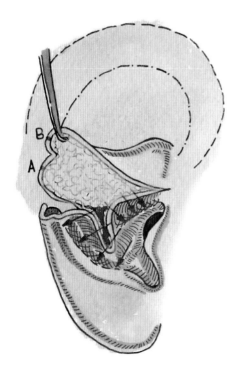

图 6.7　耳垂瓣向后下方移位，对位缝合，缝合线前缘与对耳屏相对应

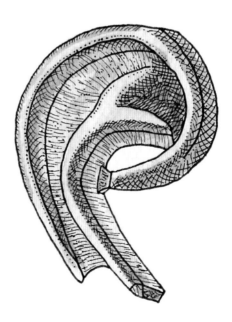

图 6.8　需要再造的软骨支架结构包括耳轮、对耳轮和对耳轮上下脚

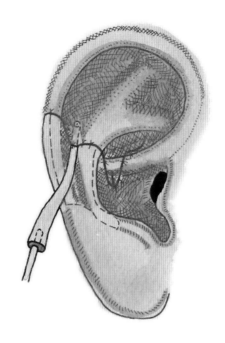

图 6.9　耳支架植入后外观

二、手术过程示例（图 6.10～图 6.16）

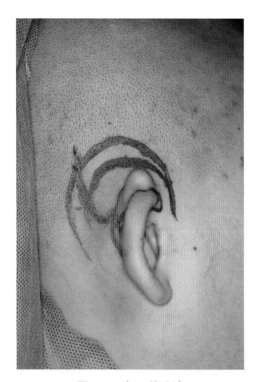

图 6.10　切口线设计

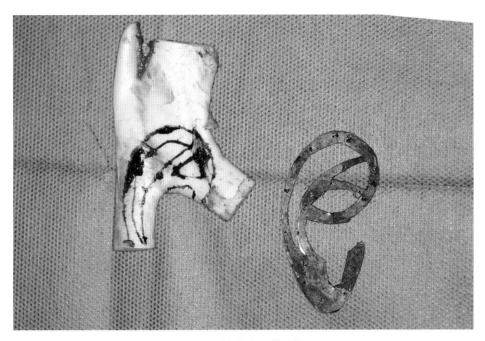

图 6.11 软骨支架基座描记

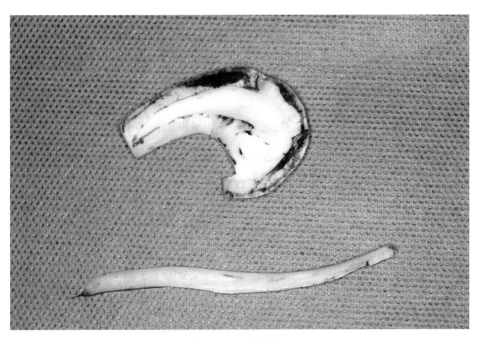

图 6.12 对耳轮就位

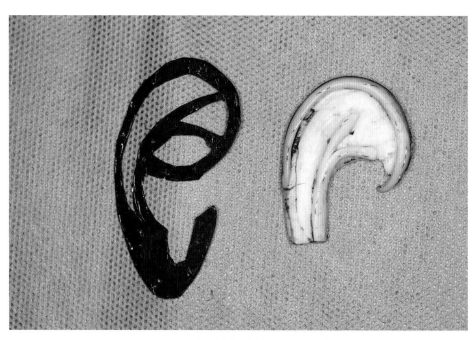

图 6.13　软骨支架雕刻完成（正面）

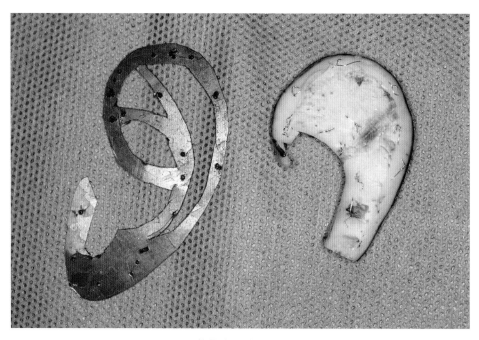

图 6.14　软骨支架雕刻完成（背面）

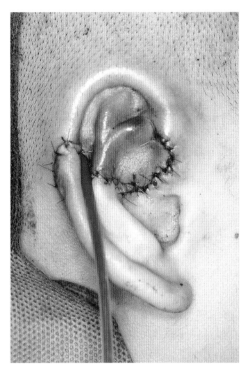

图 6.15　支架就位，负压抽吸

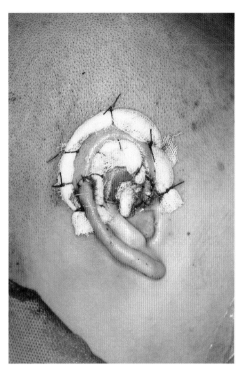

图 6.16　打包完成

三、典型病例（图 6.17～图 6.23）

男性，8 岁，诊断为"右侧先天性小耳畸形（耳甲型）"。

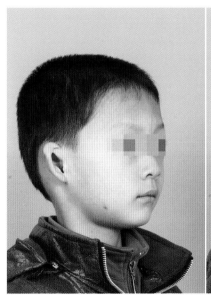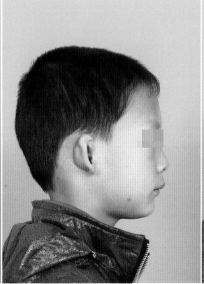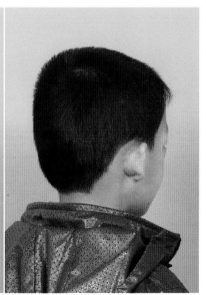

图 6.17　术前表现

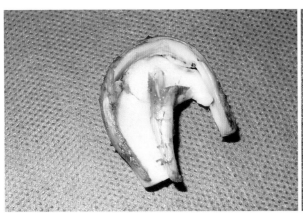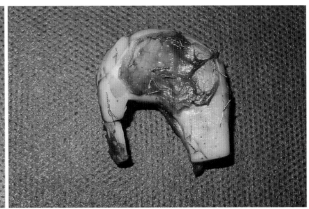

图 6.18　软骨支架塑形

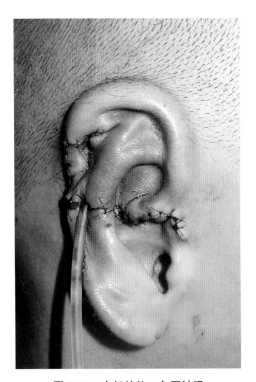

图 6.19　支架就位，负压抽吸

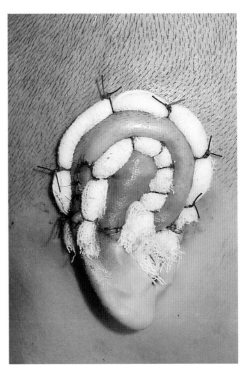

图 6.20　打包完成

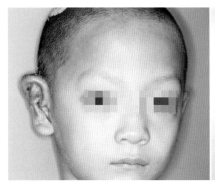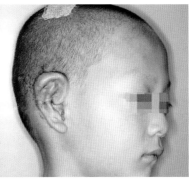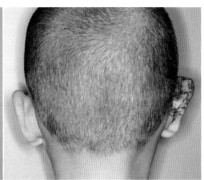

图 6.21　二期术后 2 周

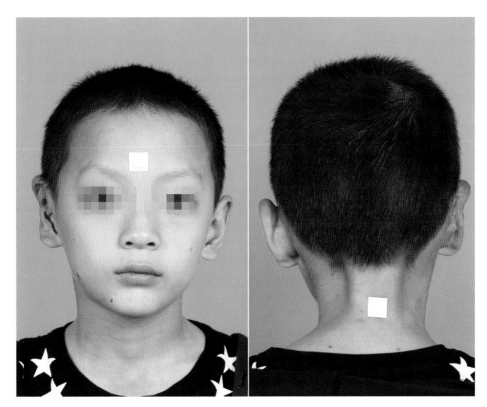

图 6.22　术后 1 年外观（1）

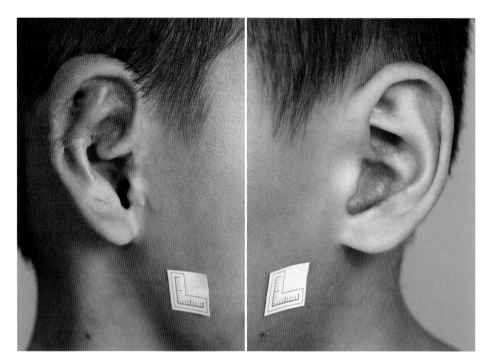

图 6.23 术后 1 年外观 (2)

第七章

无耳型小耳畸形
耳再造

临床无耳型（clinical anotia）小耳畸形指完全无耳或仅余耳残迹。此种类型小耳畸形罕见，在亚洲较欧美多见。临床表现为完全无耳，或仅有小的皮赘。修复主要难点在于乳突区皮肤不足，难以覆盖再造的耳廓组织。而且，皮肤常表现为扁平状，局部紧张，并可伴发较低的发际线。其基本手术过程与常规耳造术的区别有两点：①一期手术中应用头皮断层皮片和颞顶筋膜瓣，以覆盖支架软骨；②二期手术采用颞深筋膜—骨膜复合组织瓣，以覆盖支撑软骨支架的软骨基桩和乳突区表面。此修复方案同样适用于曾经历过耳再造手术，但术后外形不佳、手术失败的病例。

一、一期手术

约70%的耳廓再造区有毛发生长。为确保再造耳廓表面有足够多的皮肤，拟再造区域向后扩展15～20mm，形成头皮断层皮片切取区域，皮片区不含毛囊。软骨支架植入区去除含毛囊的真皮和皮下层，否则再造耳廓后会有毛发生长。颞顶筋膜覆盖软骨支架，表面覆盖头皮断层皮片。头皮断层皮片下部保持连续性（图7.1～图7.10）。

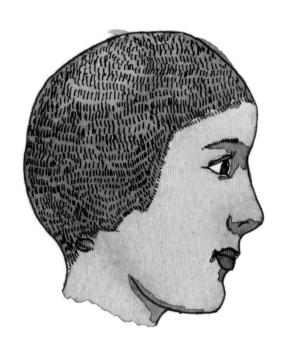

图7.1　术前外观（无耳症合并低发际）

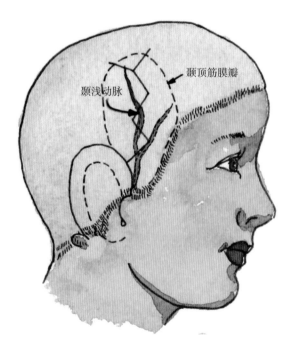

图7.2　设计两条切口线，包括颞顶区Z形切口线（用于切取颞顶筋膜瓣）和半环形切口线（用于切取头皮断层皮片）

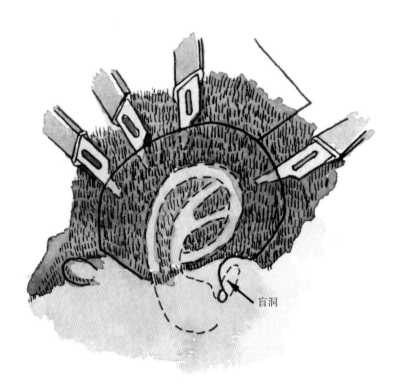

图 7.3　切取头皮断层皮片，下部保持相连，术中可见小盲洞

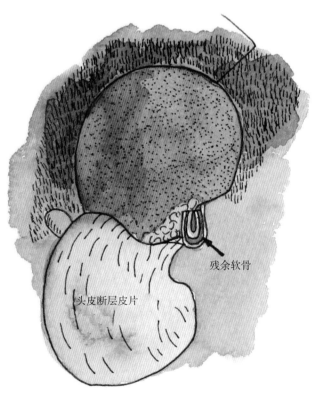

图 7.4　切取头皮断层皮片，下部保持相连，术中可见
　　　　残余软骨

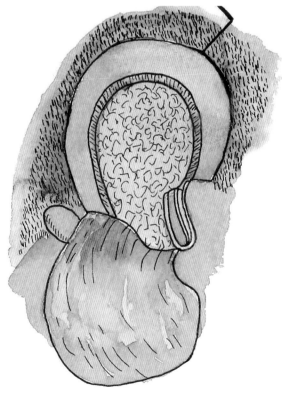

图 7.5　放置软骨支架区去除含毛囊的真皮和部分皮下
　　　　组织，直至皮下层

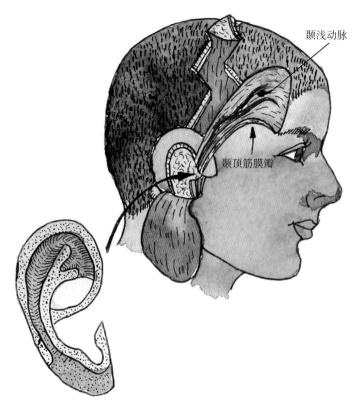

颞浅动脉

颞顶筋膜瓣

图 7.6　掀起颞顶部筋膜瓣，乳突区放置软骨支架

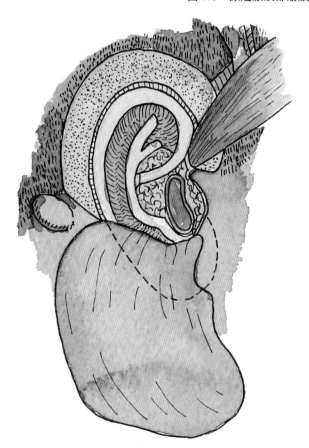

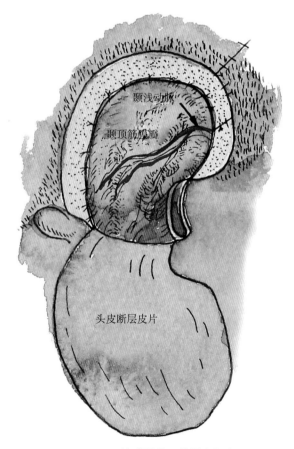

颞浅动脉

颞顶筋膜瓣

头皮断层皮片

图 7.7　掀起颞顶部筋膜瓣，乳突区放置软骨支架

图 7.8　颞顶筋膜覆盖于软骨支架表面

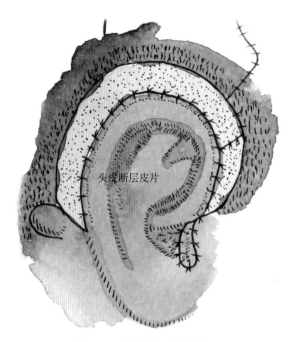

图 7.9　头皮断层皮片覆盖

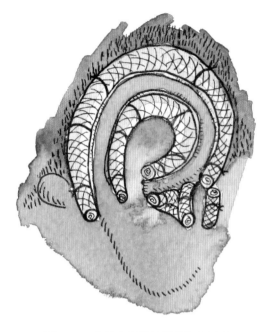

图 7.10　含抗生素的油纱卷打包固定

二、二期手术

因为一期手术已使用了颞顶筋膜瓣，因此二期手术需采用颞深筋膜 – 骨膜复合组织瓣，以覆盖支撑软骨支架的软骨基桩和乳突区表面。其他步骤同普通类型耳廓再造二期手术（图 7.11 ~ 图 7.19）。

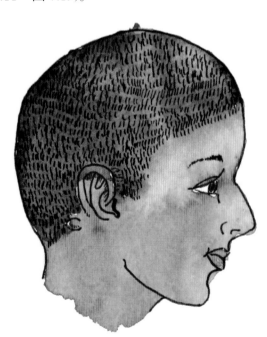

图 7.11　二期术前外观

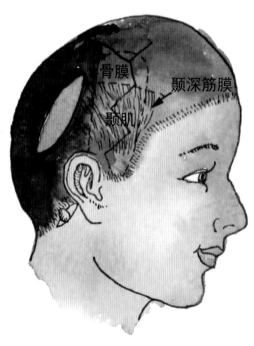

图 7.12　切口线设计，包括颞顶部切口线（用于切取颞深筋膜—骨膜瓣）、梭形切口线（用于切取游离头皮断层皮片）、再造耳廓后部半环形切口线（用于抬起再造耳廓）

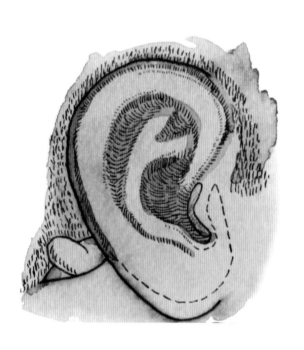

图 7.13　再造耳廓后部切开，去除皮赘

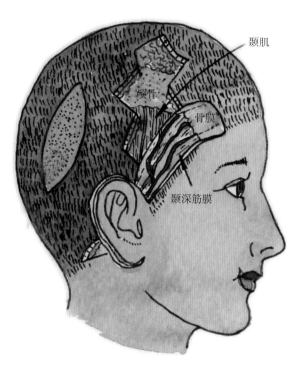

图 7.14　切取游离头皮断层皮片，掀起颞深筋膜—骨膜瓣

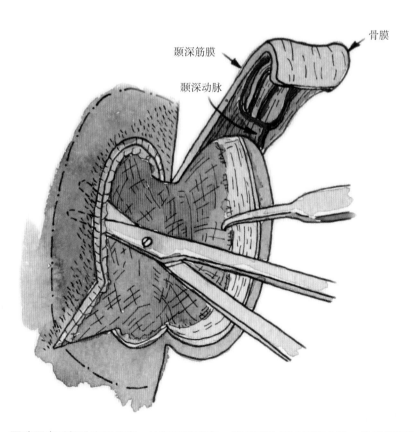

图 7.15　再造耳廓后部乳突区分离，抬起再造耳廓；梭形切除切口后缘皮肤，收紧颅耳沟

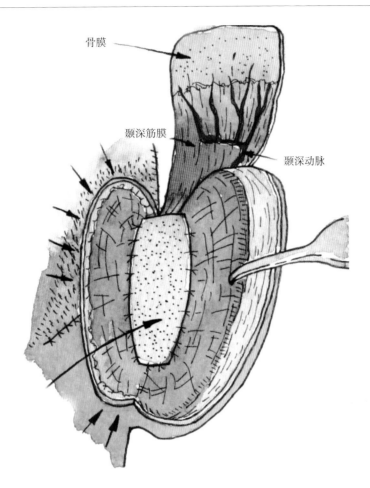

骨膜

颞深筋膜

颞深动脉

图 7.16　软骨基桩塑形与植入

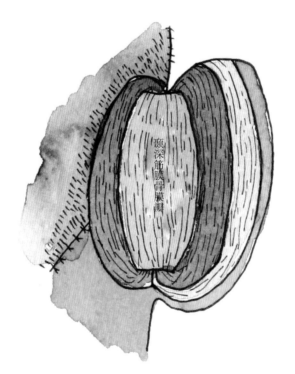

颞深筋膜骨膜瓣

图 7.17　颞深筋膜—骨膜瓣覆盖软骨基桩

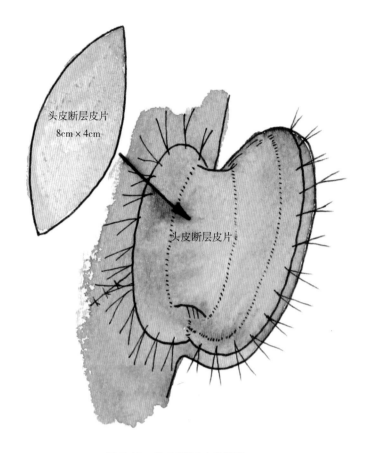

头皮断层皮片
8cm×4cm

头皮断层皮片

图 7.18　头皮断层皮片覆盖

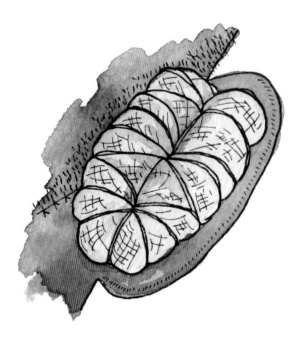

图 7.19　打包固定

第八章

部分耳缺损畸形
耳再造

08

耳部分缺损常因外伤引起，对于此类畸形进行再造的基本步骤是，构建和掀起耳后皮瓣—头皮断层皮片复合组织，以颞顶筋膜覆盖无皮瓣覆盖的软骨支架，然后以耳后皮瓣—头皮断层皮片复合组织覆盖在其表面。根据修复时机可以分为急诊手术和择期手术两种。

一、部分耳缺损畸形耳再造示意图（图 8.1～图 8.19）

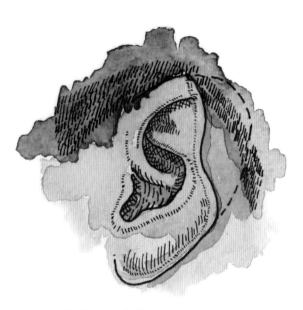

图 8.1 外伤性耳廓上部缺失术前外观，可见发际线低平

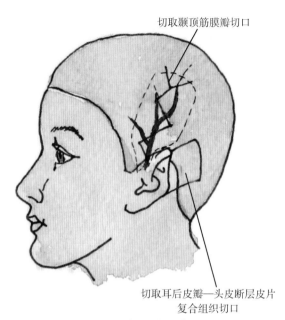

图 8.2 切口线设计

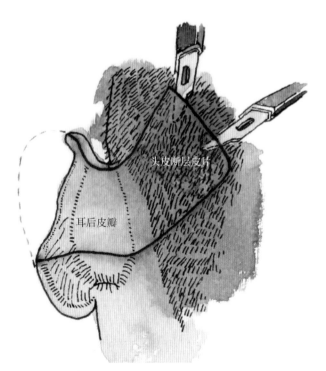

图 8.3 设计耳后皮瓣和头皮断层皮片（两者相连），有毛发生长区域切取头皮断层皮片

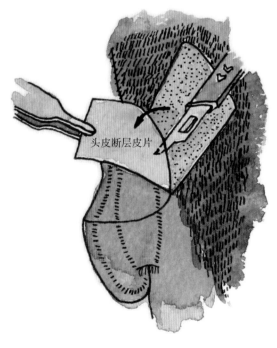

图 8.4 切取头皮断层皮片

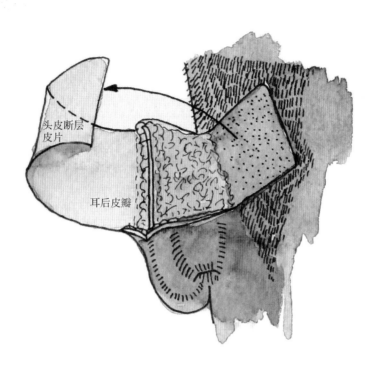

图 8.5 切取耳后皮瓣—头皮断层皮片复合组织

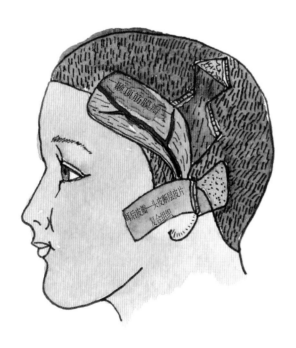

图 8.6 切取颞顶筋膜瓣

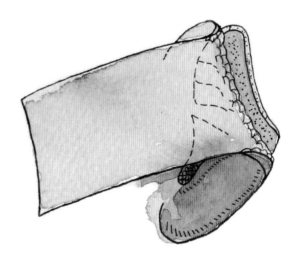

图 8.7 分离耳软骨残端

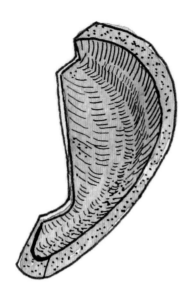

图 8.8　软骨支架塑形

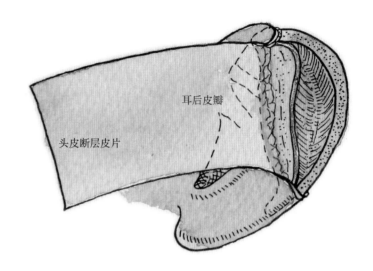

耳后皮瓣

头皮断层皮片

图 8.9　软骨支架与耳软骨残端缝合固定（正面观）

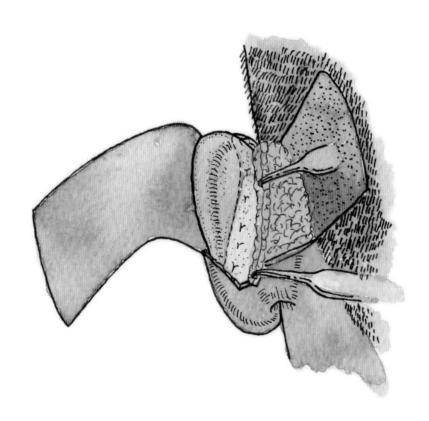

图 8.10　软骨支架与耳软骨残端缝合固定（背面观）

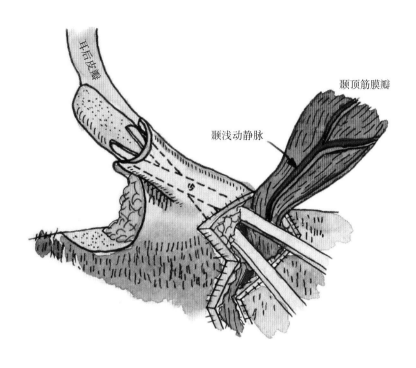

图 8.11 制作耳廓上缘皮肤隧道

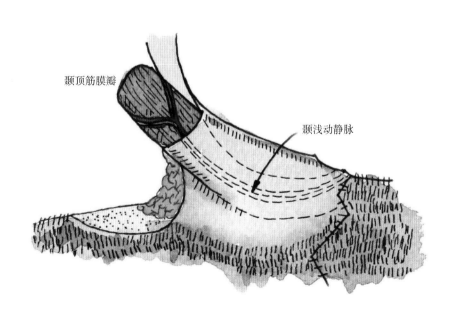

图 8.12 颞顶筋膜瓣通过皮下隧道转移至软骨支架区

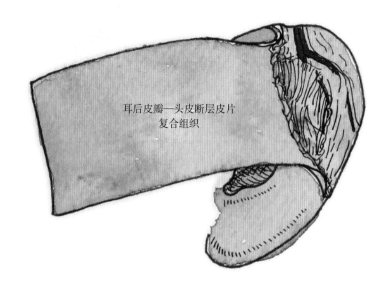

耳后皮瓣—头皮断层皮片
复合组织

图 8.13 颞顶筋膜瓣覆盖软骨支架（正面观）

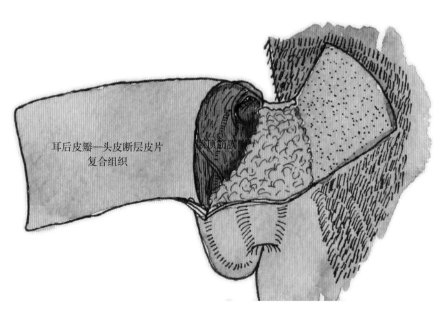

耳后皮瓣—头皮断层皮片
复合组织

颞顶筋膜

图 8.14 颞顶筋膜瓣覆盖软骨支架（背面观）

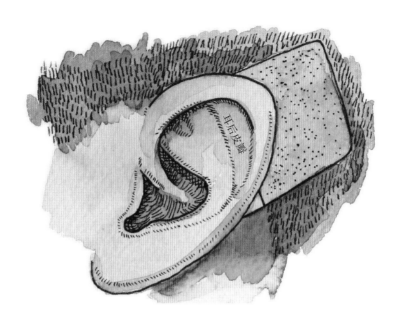

图 8.15　耳后皮瓣—头皮断层皮片复合组织覆盖再造耳廓表面（正面观）

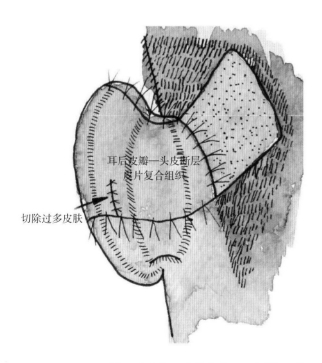

图 8.16　耳后皮瓣—头皮断层皮片复合组织覆盖再造
　　　　　耳廓表面（背面观）

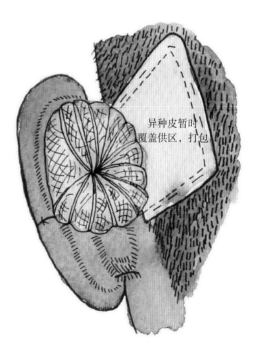

图 8.17　复合组织移植区打包固定，异种皮覆盖供区

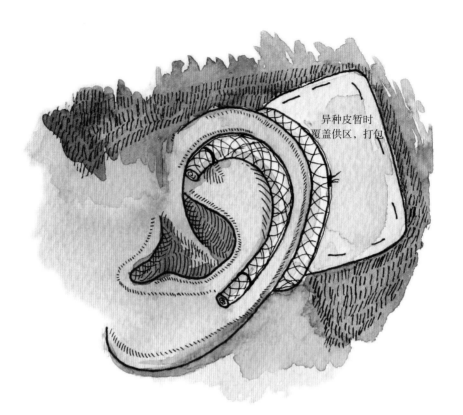

异种皮暂时
覆盖供区，打包

图 8.18　耳廓前上部褥式缝合打包

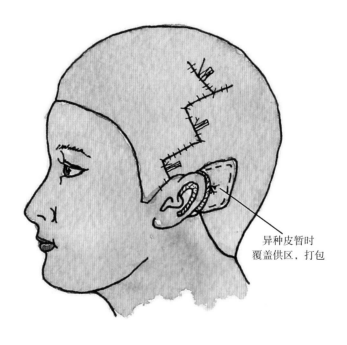

异种皮暂时
覆盖供区，打包

图 8.19　耳再造术后外观

二、急诊耳再造示例

急诊耳再造时，关键步骤是剥离游离段耳廓组织，将皮肤和软骨完全分离。之后，将软骨回植，表面覆盖颞顶筋膜瓣，皮肤回植打包。因软骨支架为自然外形，术前外形恢复较为满意。

病例 1　耳廓下部完全离断（图 8.20 ~ 图 8.30）

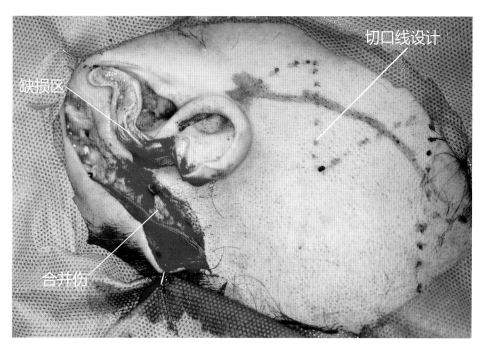

图 8.20　耳廓切割伤致耳廓下部完全离断，同时伴有侧颈部和乳突区挫裂伤

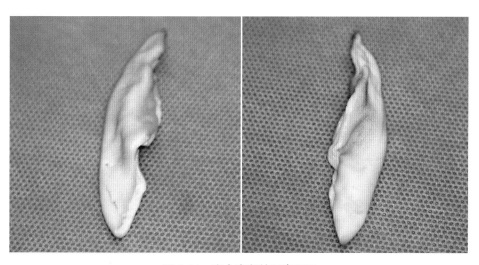

图 8.21　完全离断的耳廓组织

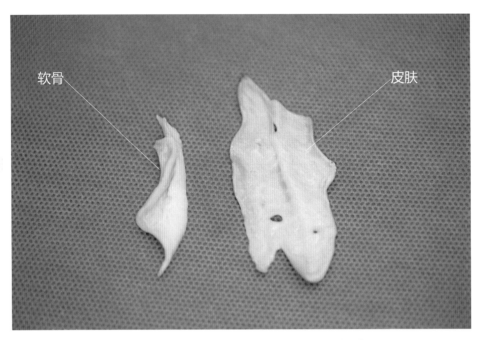

软骨　　　　　　　　　　　　　皮肤

图 8.22　将离断的耳廓组织剥离形成软骨和皮肤两部分

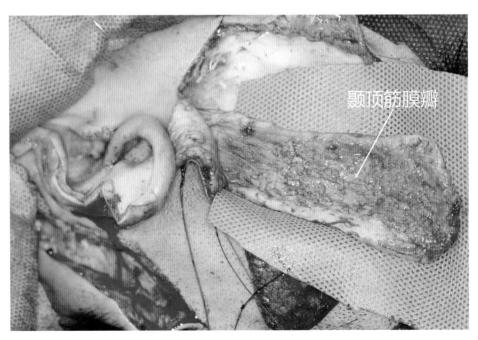

颞顶筋膜瓣

图 8.23　切取颞顶筋膜瓣

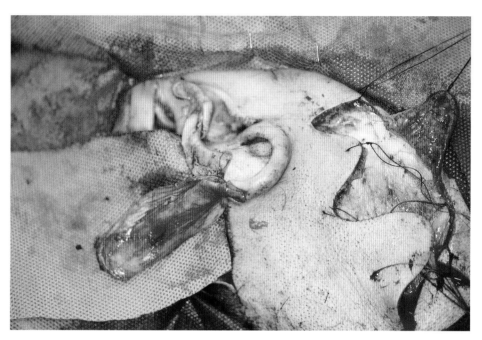

图 8.24 颞顶筋膜瓣通过耳上皮下隧道转移至耳后

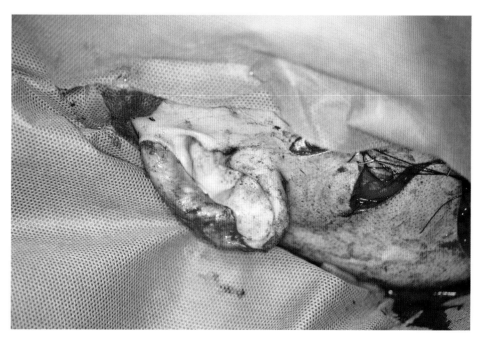

图 8.25 软骨回植后，颞顶筋膜瓣覆盖软骨表面（正面观）

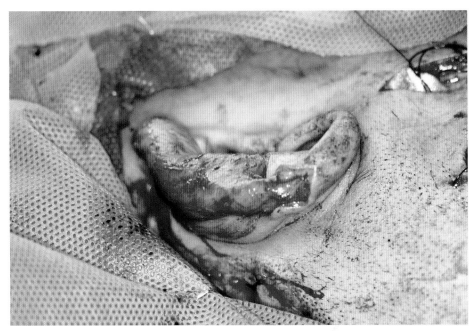

图 8.26　软骨回植后，颞顶筋膜瓣覆盖软骨表面（背面观）

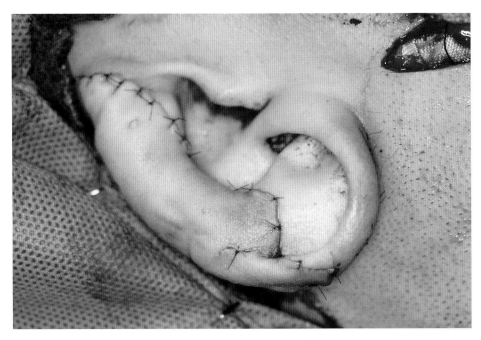

图 8.27　皮肤回植（正面观）

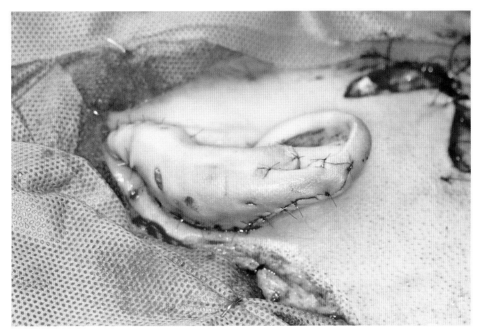

图 8.28　皮肤回植（背面观）

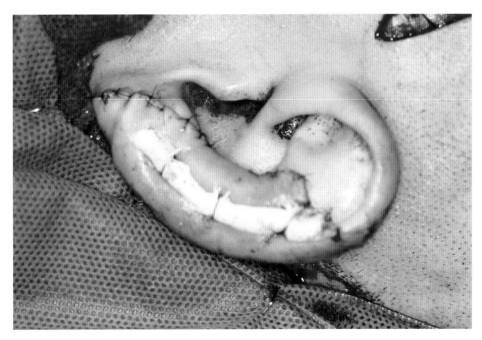

图 8.29　打包（正面观）

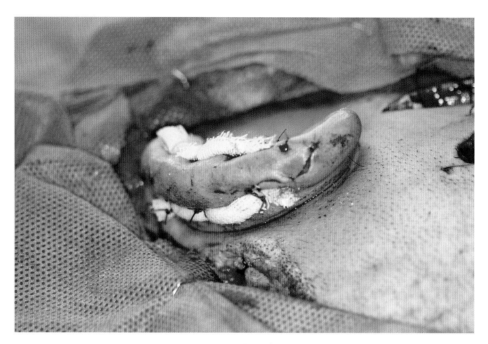

图 8.30　打包（背面观）

病例 2　耳廓上部完全离断（图 8.31 ~ 图 8.42）

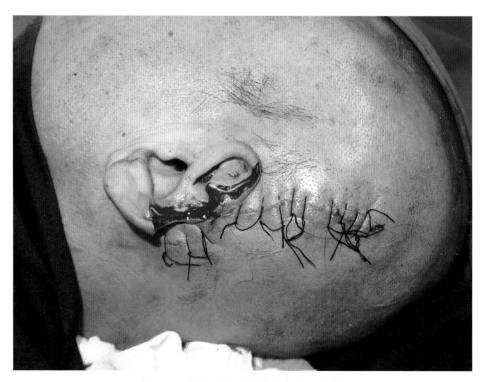

图 8.31　耳廓咬伤致耳廓上部完全离断

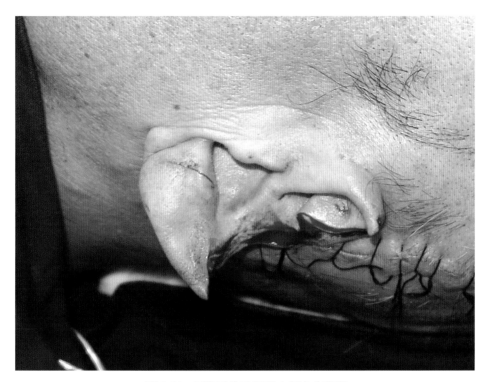

图 8.32　耳廓咬伤致耳廓上部完全离断

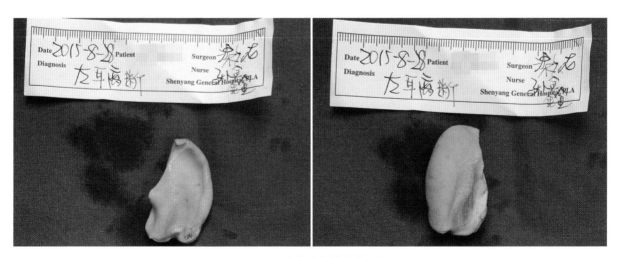

图 8.33　完全离断的耳廓组织

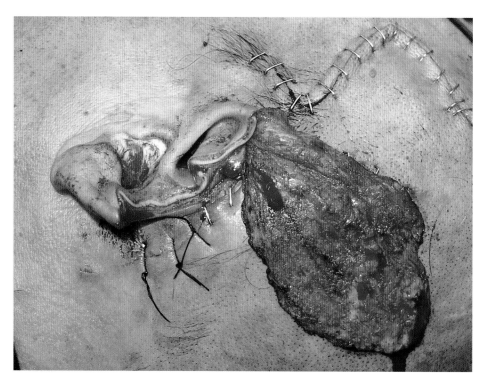

图 8.34 切取颞顶筋膜瓣，并转移至耳廓缺损区

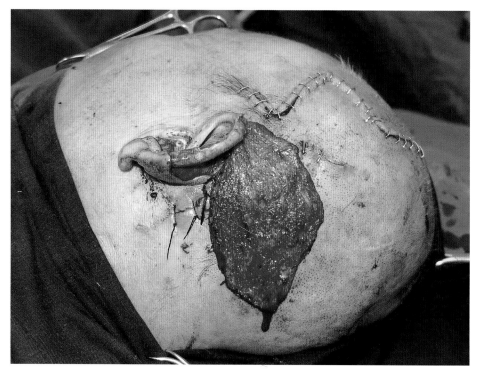

图 8.35 软骨回植

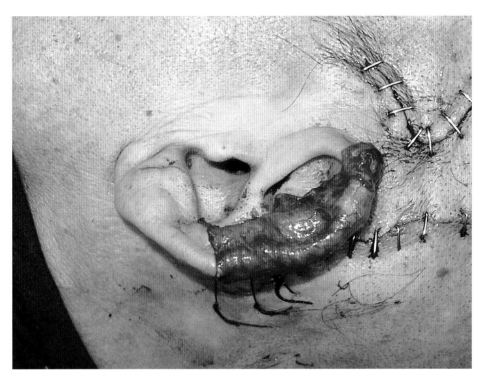

图 8.36 颞顶筋膜瓣覆盖回植软骨（正面观）

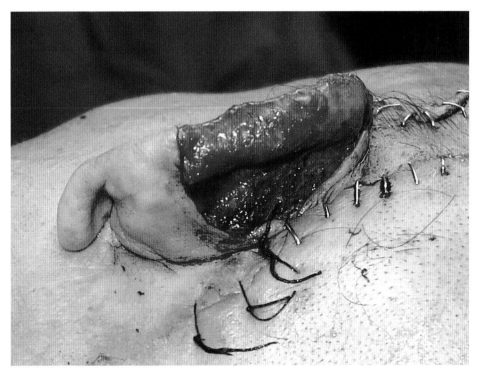

图 8.37 颞顶筋膜瓣覆盖回植软骨（背面观）

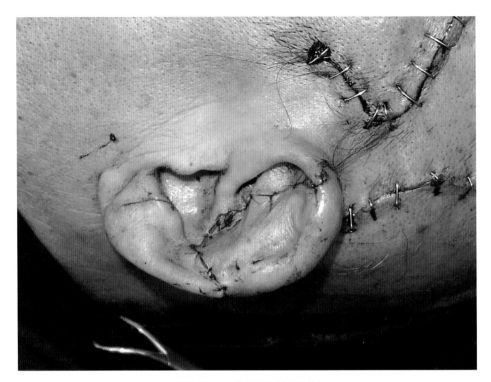

图 8.38 皮肤回植（正面观）

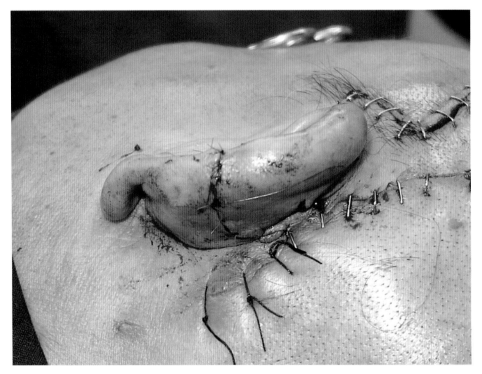

图 8.39 皮肤回植（背面观）

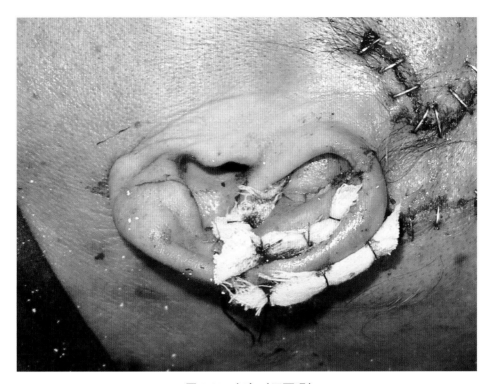

图 8.40　打包（正面观）

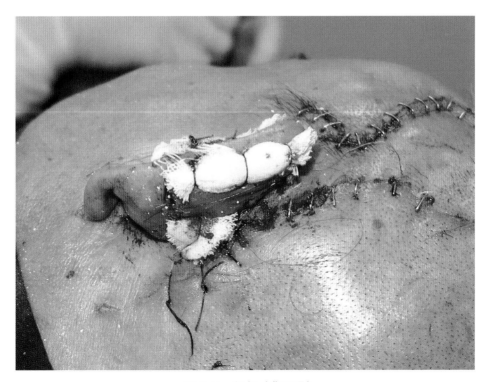

图 8.41　打包（背面观）

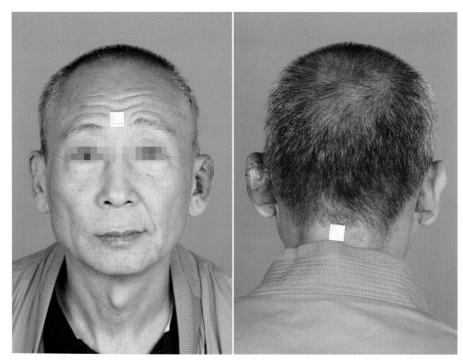

8.42 术后 1 个月外观

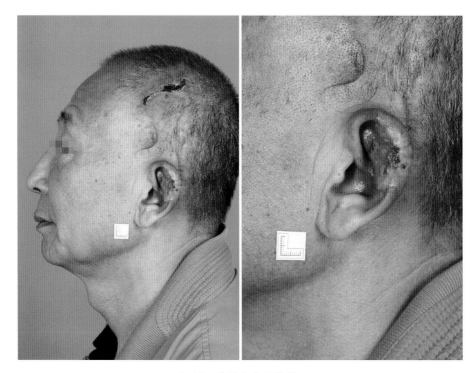

8.43 术后 1 个月外观

三、择期耳再造

　　择期耳再造步骤与上述方法类似，唯一区别是需要切取肋软骨雕刻塑形，形成修复耳廓上部缺损的软骨支架结构。之后，也需要采用全厚皮瓣—头皮断层皮片复合组织和颞顶筋膜瓣转移，一期可实现耳廓再造。

第九章

手术方法变化与
新技术的应用

Nagata 法耳再造术不仅提供了一种手术方法和流程，更重要的是一种理念，即在标准化耳支架构建的基础上，最大化分期应用局部软组织，实现耳廓近似自然的再造。因此，该方法在实际应用中可以不断调整，灵活应用。同时，新技术的应用，也将使手术更为安全，手术效果更为理想。

一、耳后筋膜瓣的应用

在二期手术时，覆盖软骨基桩的方法之一是采用颞顶筋膜瓣。同时，耳后筋膜瓣也是良好的选择。该筋膜瓣血运可靠，邻近再造区，使用方便，术后效果良好（图9.1～图9.13）。

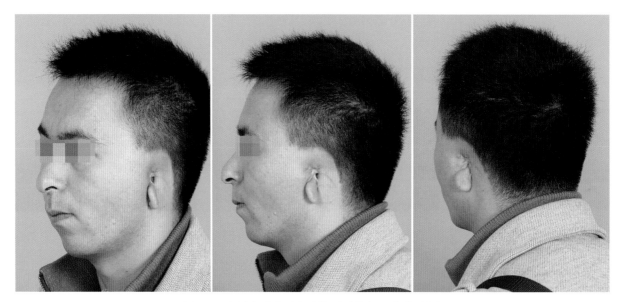

图 9.1　左侧小耳畸形术前外观（曾行耳道成形术）

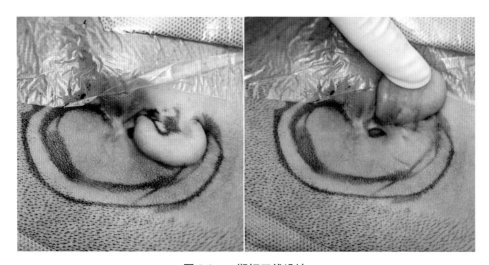

图 9.2　一期切口线设计

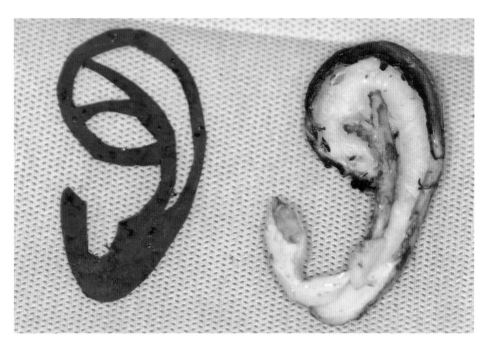

图 9.3　软骨支架塑形（正面）

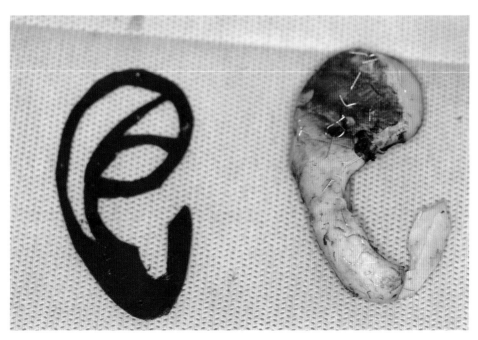

图 9.4　软骨支架塑形（背面）

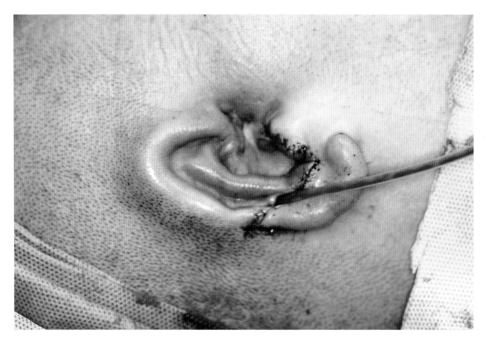

图 9.5　负压抽吸显示外形

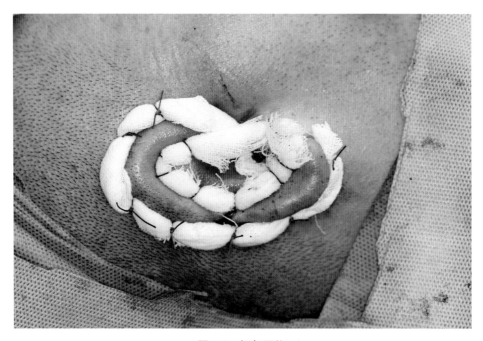

图 9.6　打包固位

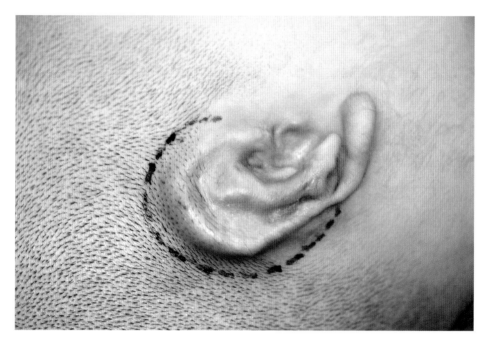

图 9.7 二期手术切口线设计

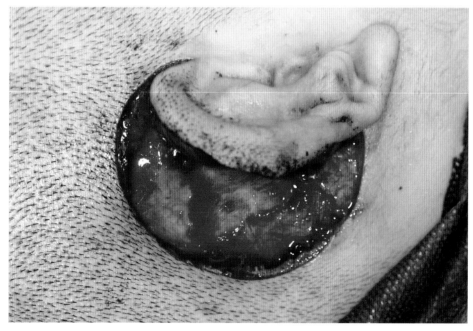

图 9.8 掀起再造耳廓

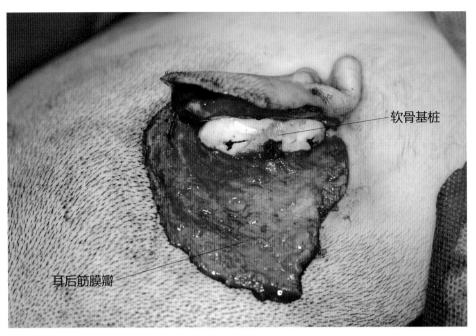

软骨基桩

耳后筋膜瓣

图 9.9　分离耳后筋膜瓣，植入软骨基桩

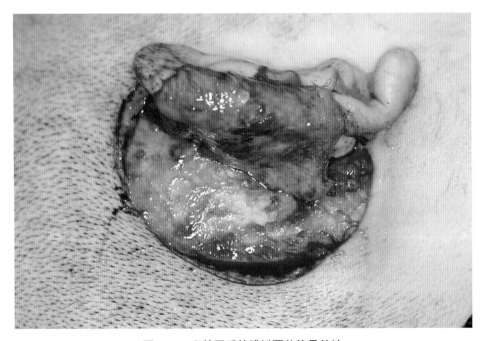

图 9.10　翻转耳后筋膜瓣覆盖软骨基桩

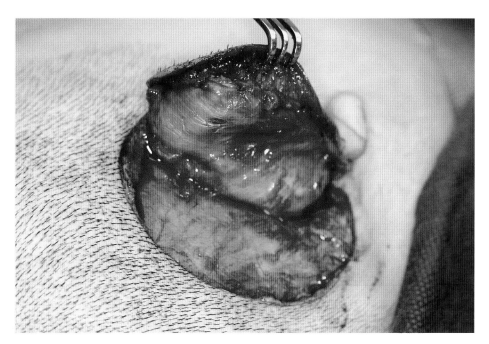

图 9.11　耳后筋膜瓣游离端固定

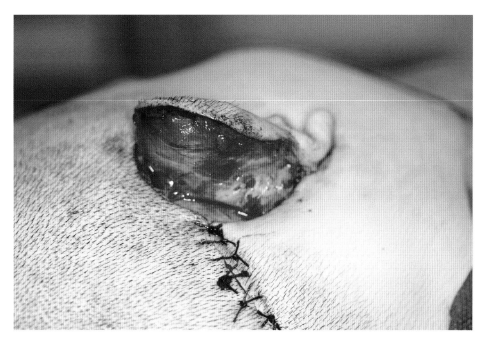

图 9.12　耳后筋膜瓣游离端固定完成

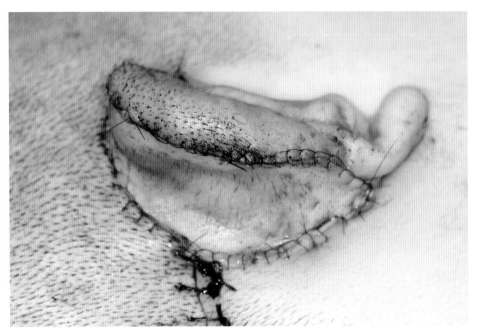

图 9.13　耳后筋膜瓣表面植皮

二、耳廓部分缺损分期手术法

　　耳廓部分缺损择期修复时，也可以采用分期耳再造的思路进行耳缺损修复。基本过程是一期植入耳软骨支架，二期植入软骨基桩。覆盖软骨基桩可以采用颞顶筋膜瓣，也可以采用耳后筋膜瓣（图 9.14 ~ 图 9.25）。

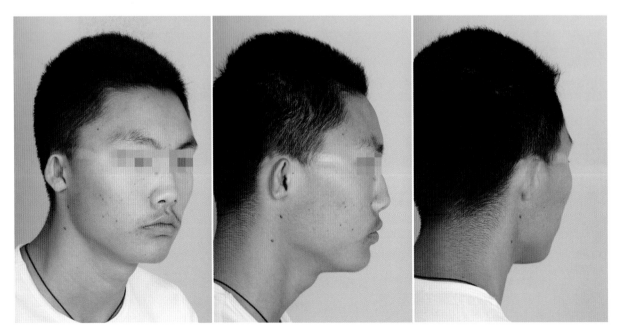

图 9.14　外伤性耳缺损

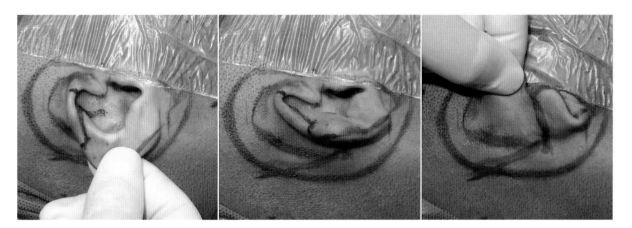

图 9.15 一期手术切口线设计

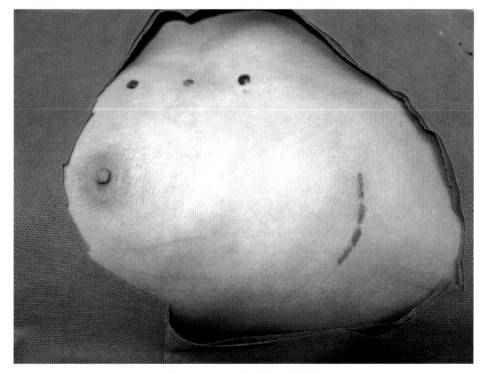

图 9.16 切取肋骨切口线设计

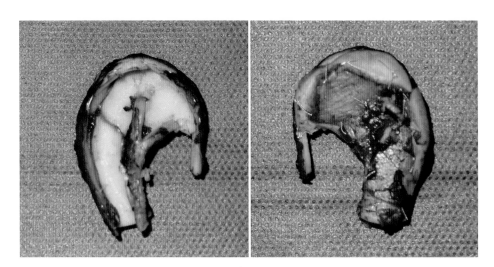

图 9.17 软骨支架塑形

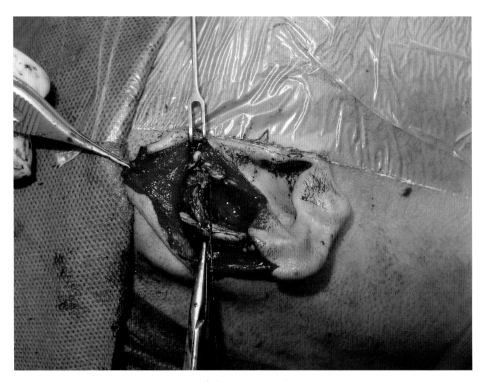

图 9.18 耳廓部位切开，软骨支架植入

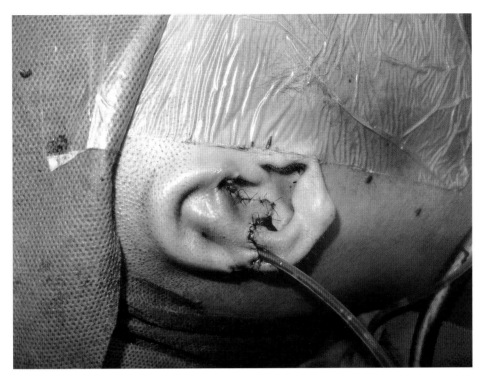

图 9.19 负压吸引塑形

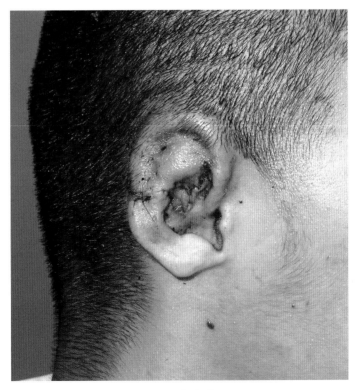

图 9.20 一期术后 10 天

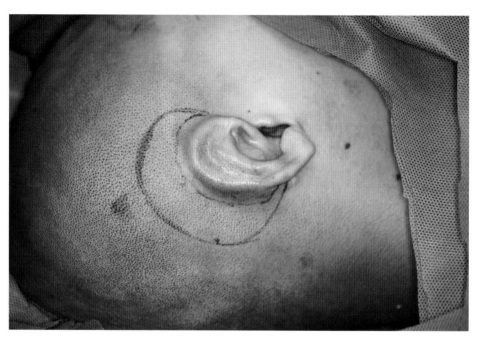

图 9.21　二期手术切口线设计

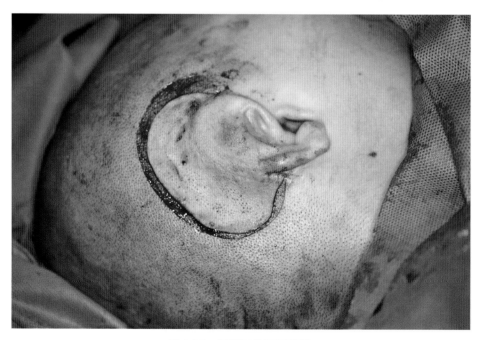

图 9.22　沿切口线切开翻瓣

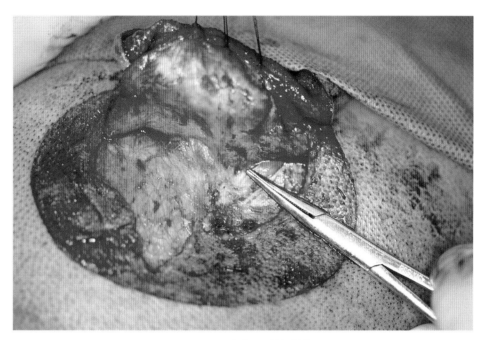

图 9.23　分离耳后筋膜瓣

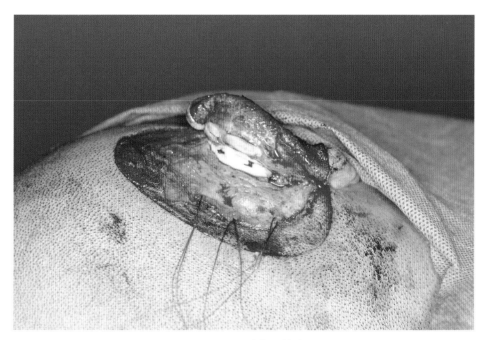

图 9.24　植入软骨基桩

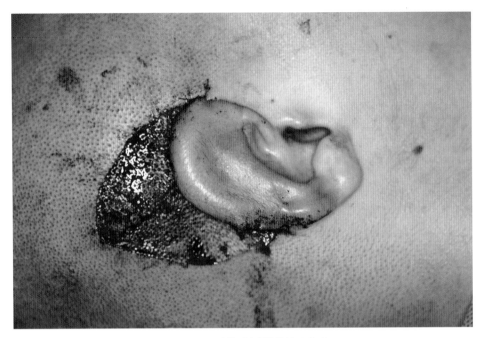

图 9.25　耳后筋膜瓣覆盖植皮打包

三、内窥镜技术的应用

内窥镜技术的优势在于以小切口进入深部，通过显示器清晰显示内部结构，局部放大，精细操作，减少副损伤，减少局部瘢痕形成。应用此原理，可以采用内窥镜技术切取颞顶筋膜瓣，减少切口瘢痕（图 9.26 ~ 图 9.31）。

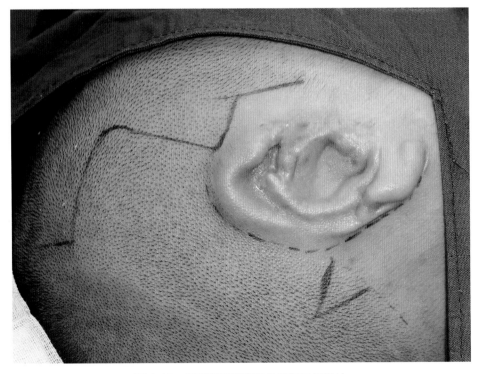

图 9.26　切取颞顶筋膜瓣常规切口线设计

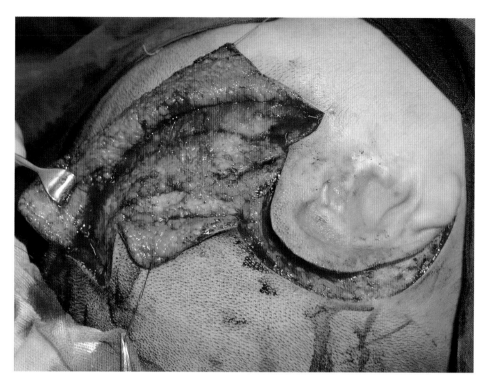

图 9.27　切取颞顶筋膜瓣常规切开翻瓣

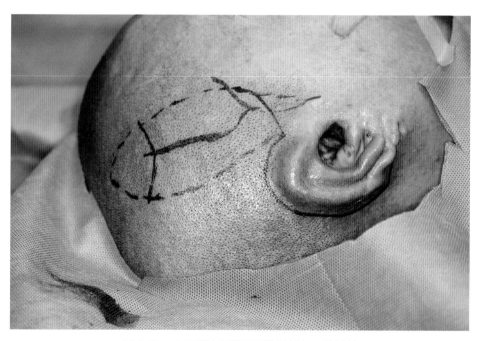

图 9.28　内窥镜法切取颞顶筋膜瓣切口线设计

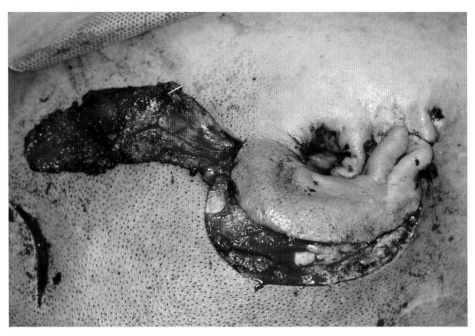

图 9.29　内窥镜法切取颞顶筋膜瓣

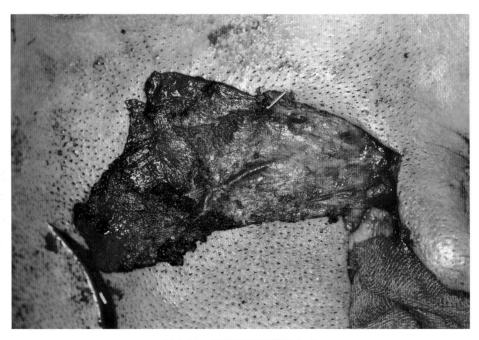

图 9.30　切取颞顶筋膜瓣完成

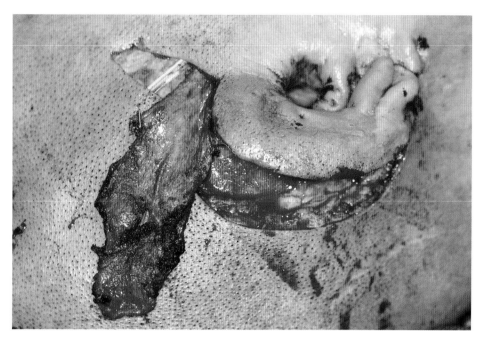

图 9.31　颞顶筋膜瓣准备转移

四、3D 打印技术的应用

3D 打印（three dimensional printing）是一种以数字模型文件为基础，利用计算机辅助设计，运用粉末状金属或塑料等可粘合材料，通过逐层打印的方式来构造物体的技术。3D 打印技术打印出的实体，可以实现 3D 可视化，在外科的实际应用主要包括 3 个方面，即术前模拟手术的模型外科、基于计算机辅助设计和制作的导板外科以及个性化植入物设计和制作的移植外科。

目前，3D 打印技术在耳再造方面的应用主要用于模型外科。实际应用时可以包括 3 个方面：①打印肋骨和肋软骨模型，辅助肋软骨切取设计；②一期打印健侧耳廓模型，辅助一期软骨支架塑形；③二期打印健侧耳廓模型，辅助确定再造耳廓抬起的高度与角度。在未来，3D 打印辅助制造个性化软骨支架，将是耳再造研究和应用的一个方向。

病例 1（图 9.32 ~ 图 9.35）

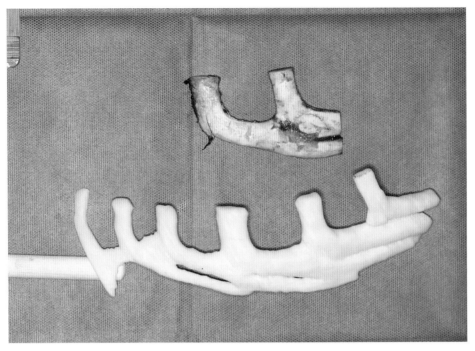

图 9.32　3D 打印肋骨和肋软骨模型，辅助软骨切取（1）

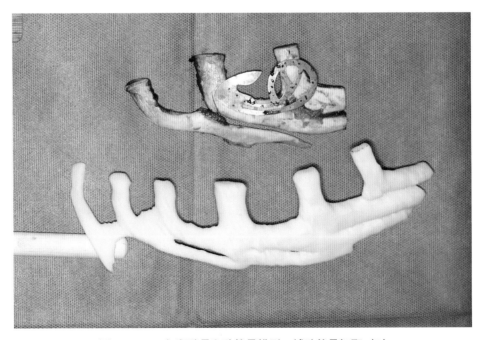

图 9.33　3D 打印肋骨和肋软骨模型，辅助软骨切取（2）

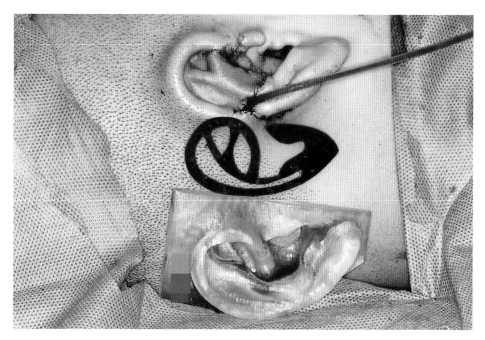

图 9.34　软骨支架植入后，与 3D 打印模型比对

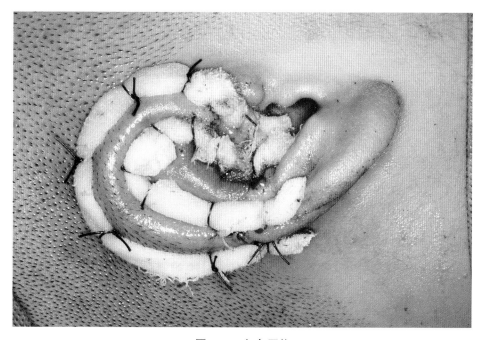

图 9.35　打包固位

病例 2（图 9.36 ~ 图 9.40）

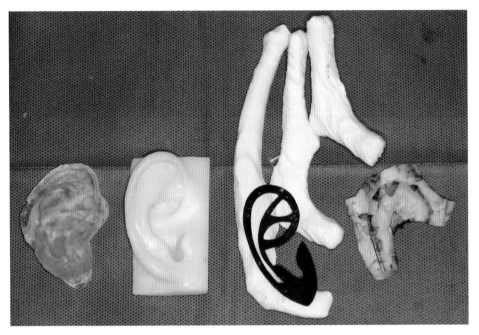

图 9.36　3D 打印肋骨和肋软骨模型，辅助软骨切取

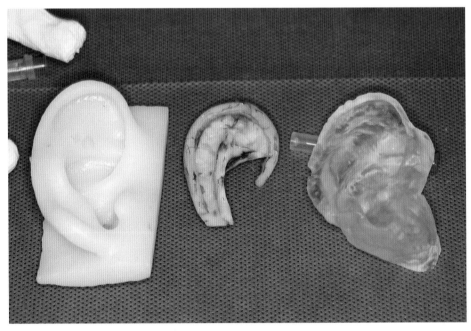

图 9.37　3D 打印健侧耳廓模型，辅助软骨支架塑形

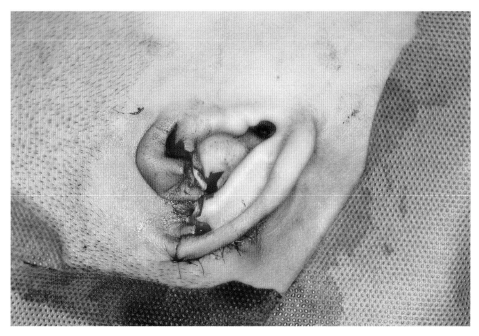

图 9.38　切开和分离

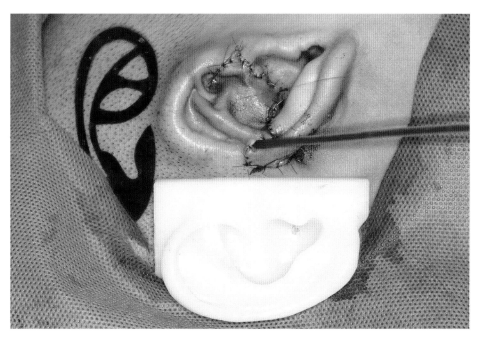

图 9.39　软骨支架植入后，与 3D 打印模型比对

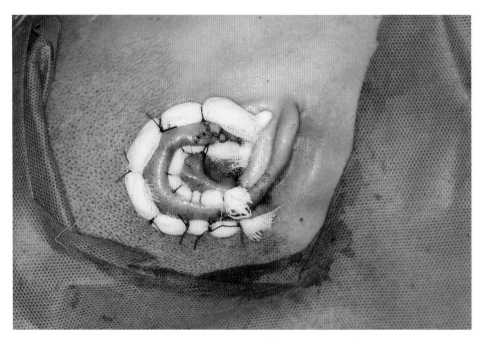

图 9.40　打包固位

病例 3（图 9.41～图 9.46）

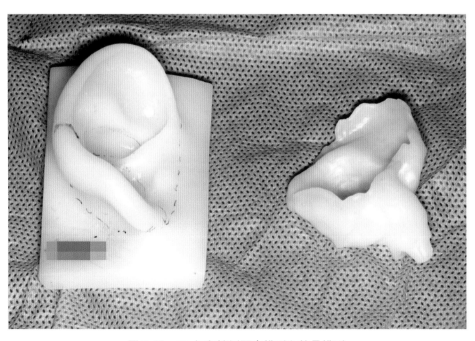

图 9.41　3D 打印健侧耳廓模型和软骨模型

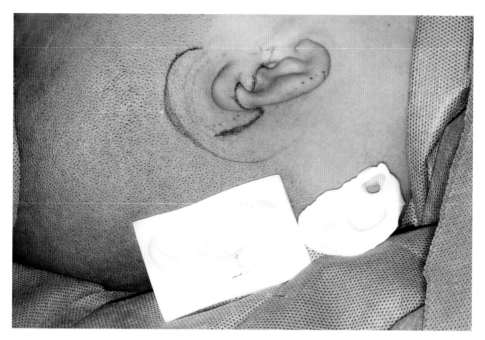

图 9.42 3D 打印健侧耳廓模型，辅助设计切口线

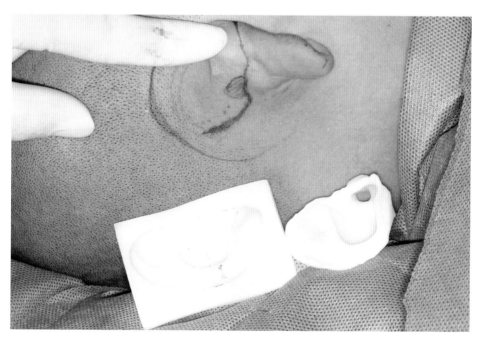

图 9.43 3D 打印健侧耳廓模型，辅助设计切口线

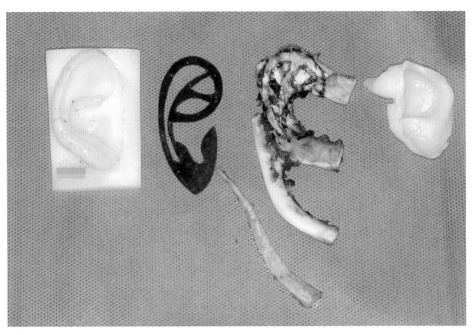

图 9.44　3D 打印健侧耳廓模型，辅助设计软骨支架

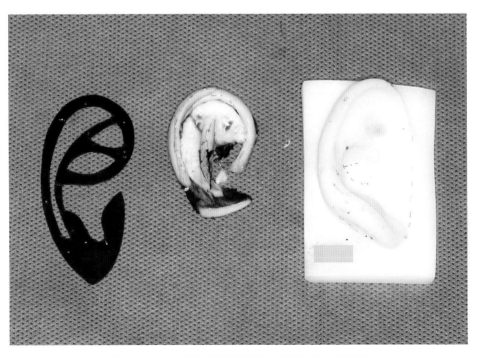

图 9.45　3D 打印健侧耳廓模型，辅助软骨支架塑形

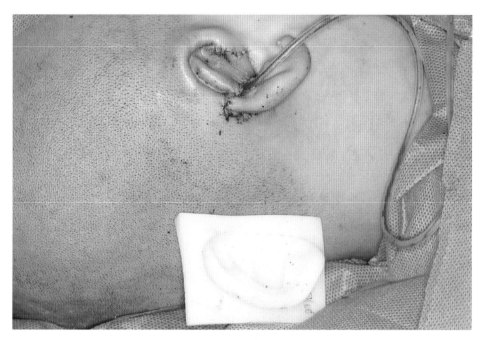

图 9.46 软骨支架植入

病例 4（图 9.47 ~ 图 9.52）

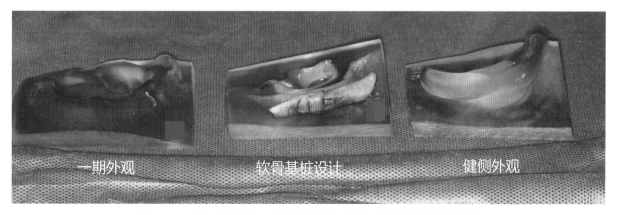

一期外观　　　软骨基桩设计　　　健侧外观

图 9.47 3D 打印健侧和患侧耳廓模型，辅助二期手术软骨基桩设计

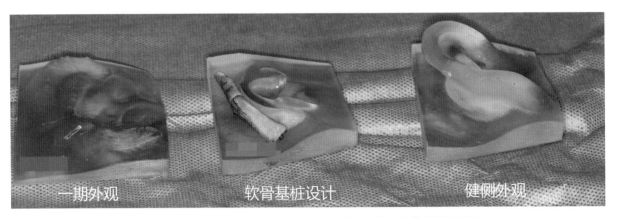

图 9.48　3D 打印健侧和患侧耳廓模型，辅助二期手术软骨基桩设计

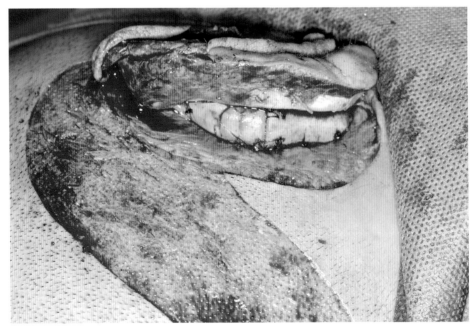

图 9.49　软骨基桩就位

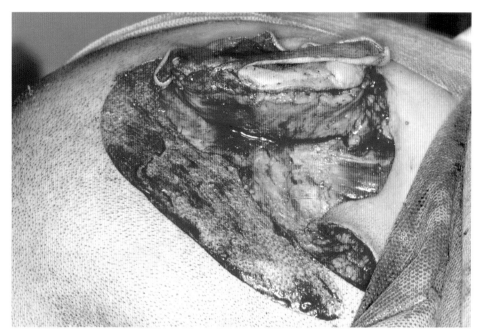

图 9.50 耳后筋膜瓣覆盖

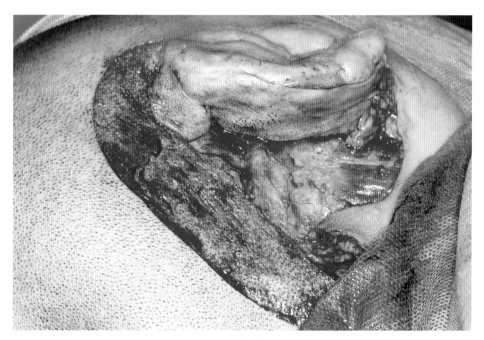

图 9.51 耳后筋膜瓣表面植皮

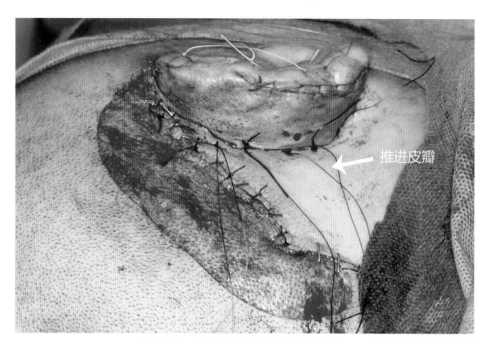

推进皮瓣

图 9.52　局部设计推进皮瓣修复缺损区

第十章

特殊手术器械

　　耳再造手术除了需要常规整形外科手术器械外，为了保证手术效果，尚需要一些特殊的手术器械。这些器械的使用，对于手术达到最后的理想效果，看似微小，实则重要，甚至必须。这一点与耳再造手术本身的特点有关，即"细微之处见文章"。

一、双针钢丝

　　Nagata 教授专门为耳再造设计了"双针钢丝"，又称永田式小耳症钢丝（Natata 的日文是"永田"）。该器械主体为细钢丝，两侧带细针。钢丝有良好的强度，可以保证软骨之间可靠固定。细针锋利，减少软骨损伤（图 10.1 ~ 图 10.6）。

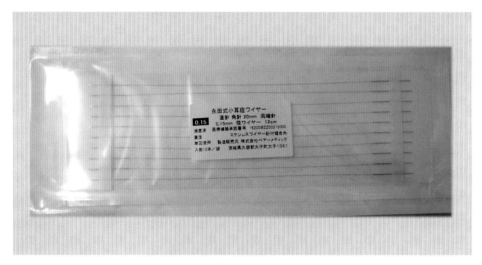

图 10.1　永田式小耳症钢丝（带包装）

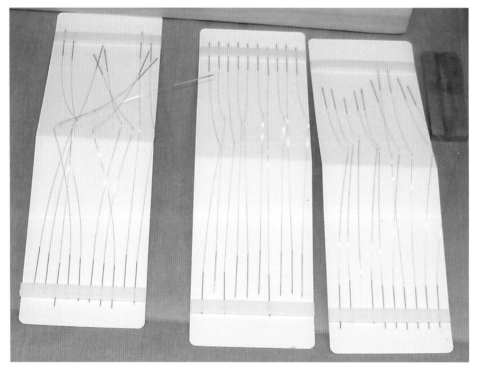

图 10.2　永田式小耳症钢丝（术中）

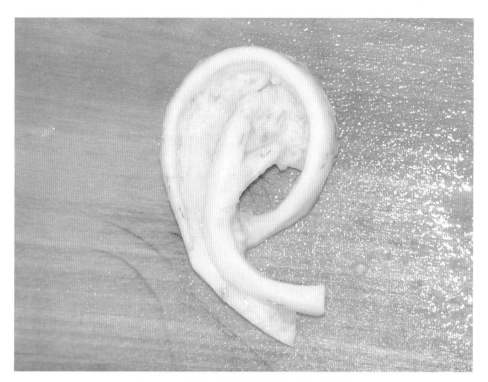

图 10.3　软骨支架钢丝固位完成（正面观）

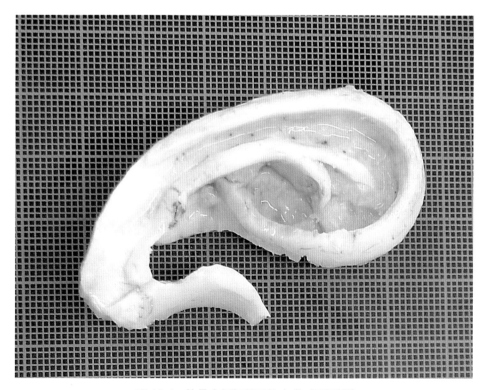

图 10.4　软骨支架钢丝固位完成（正面观）

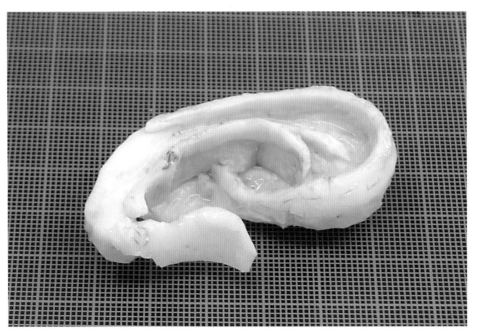

图 10.5　软骨支架钢丝固位完成（侧面观）

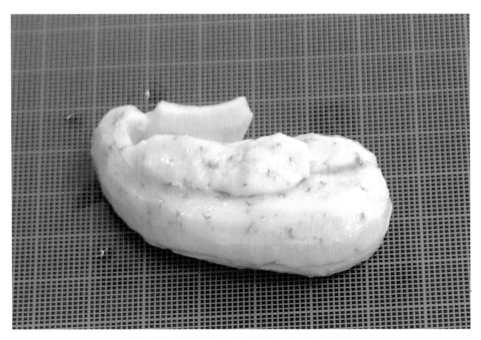

图 10.6　软骨支架钢丝固位完成（背面观）

二、木板

木板本身不是手术器械，但是在雕刻耳支架时却有很大作用。首先可以进行实时描记，记录耳模、软骨组成和各部件大小。其次，可以借助注射器针头，暂时固定耳模和软骨，以利于描记、雕刻和拼接。再次，在拼接软骨支架时，借助双针钢丝，可以采用木板插针—钢丝贯穿软骨—底部打结的方法，使钢丝结全部置于软骨支架底部（图 10.7 ~ 图 10.16）。

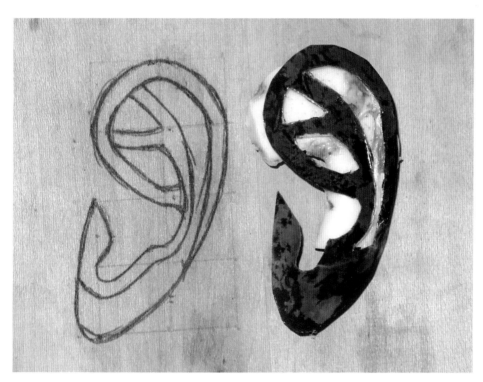

图 10.7　软骨基座描记

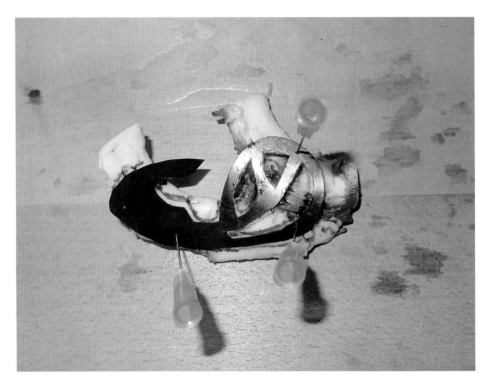

图 10.8　软骨基座与耳模暂时性固定

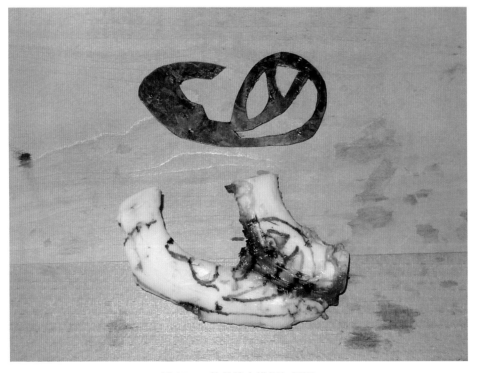

图 10.9　软骨基座描记与塑形

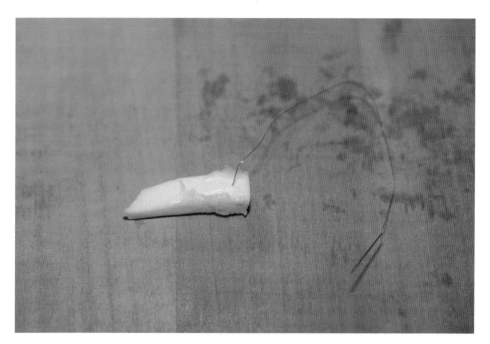

图 10.10　单钢丝贯穿软骨后固定于木板

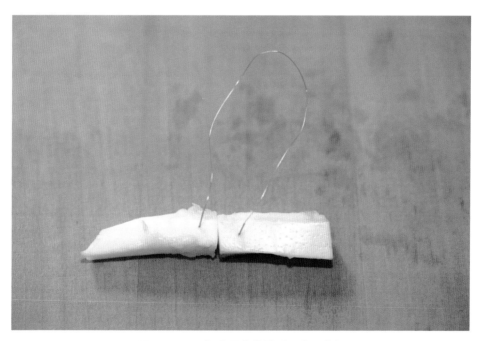

图 10.11　双钢丝贯穿软骨后固定于木板

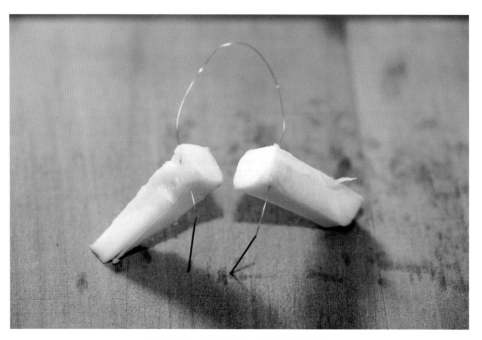

图 10.12　上抬软骨，钢丝贯穿软骨

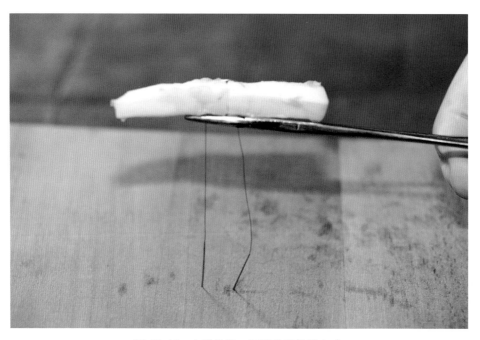

图 10.13　上抬软骨，钢丝贯穿软骨完成

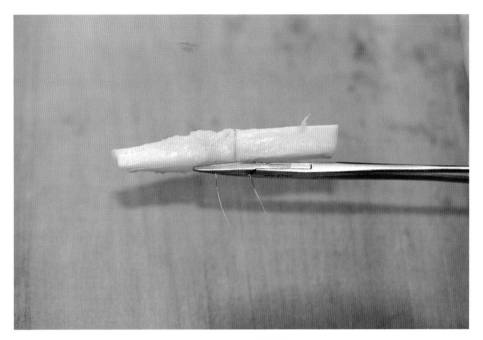

图 10.14　剪断钢丝

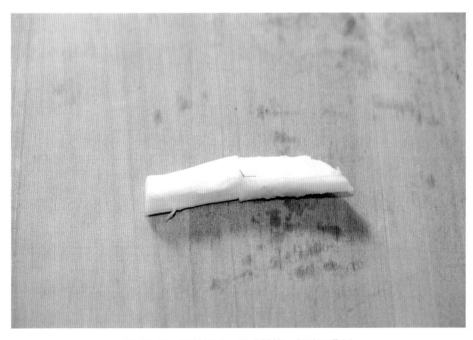

图 10.15　钢丝打结，完成拼接，打结于背侧

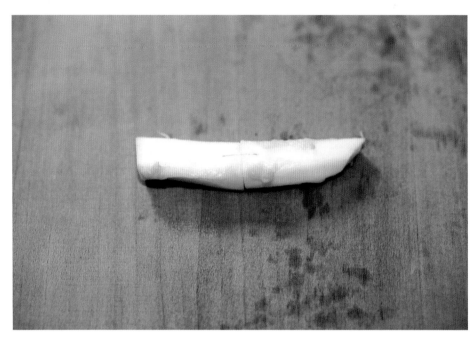

图 10.16　正面平滑，无钢丝结

三、雕刻刀和描记笔

术中采用美术用雕刻刀，用于软骨雕刻，旨在形成各种沟窝形态。描记笔用于软骨外形描记（图 10.17、图 10.18）。

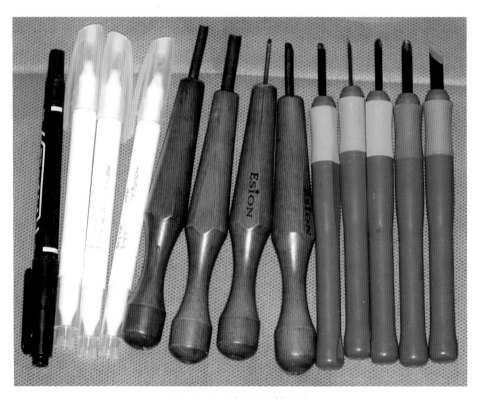

图 10.17　雕刻刀和描记笔

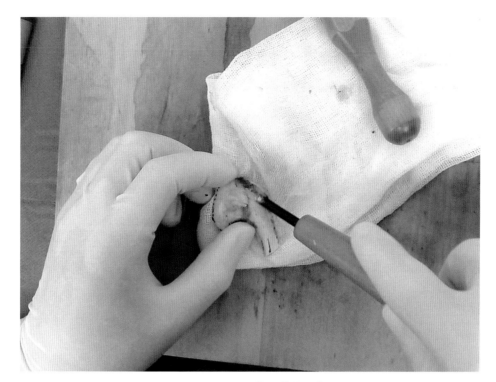

图 10.18　雕刻软骨基座沟窝

四、生理盐水冰水混合物

为保证移植软骨保持良好的活力，需将切取的软骨置于生理盐水冰水混合物中。术前需准备冰冻生理盐水，术中置于大方盘或小弯盘中，与正常温度生理盐水混合，制成生理盐水冰水混合物（图 10.19、图 10.20）。

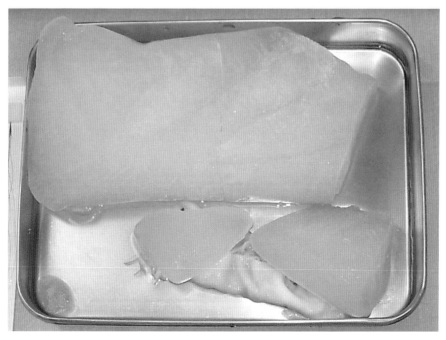

图 10.19　生理盐水冰水混合物置于大方盘中

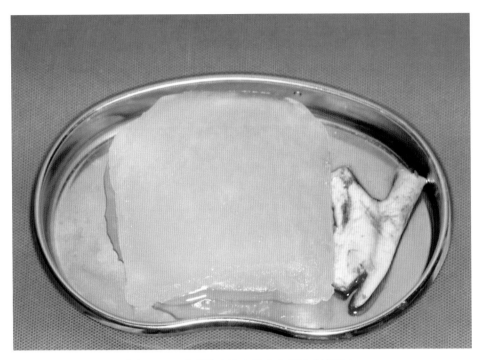

图 10.20　生理盐水冰水混合物置于小弯盘中

五、软骨雕刻套装

　　软骨雕刻套装包括双针钢丝、木板、雕刻刀、描记笔、弯盘、冰冻生理盐水、刻度尺、耳模和信息记录卡（图 10.21 ~ 图 10.23）。

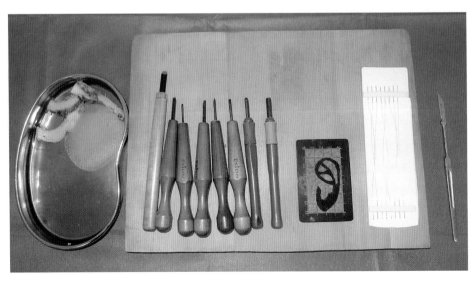

图 10.21　软骨雕刻套装（1）

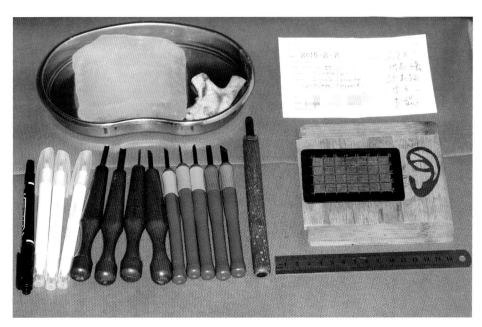

图 10.22　软骨雕刻套装（2）

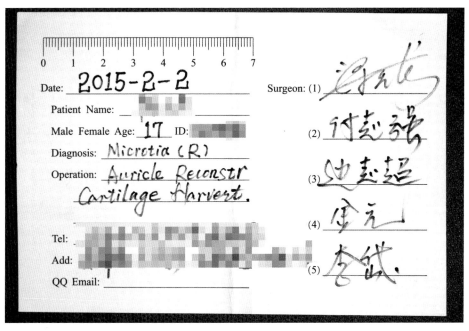

图 10.23　信息记录卡

六、保护罩

耳再造术后再造耳术区需可靠保护，防止意外受压，影响皮瓣血运。为此，可以采用环形海绵垫保护，外罩头套辅助固位。也可以采用吸氧用面罩装置进行保护（图 10.24 ~ 图 10.27）。

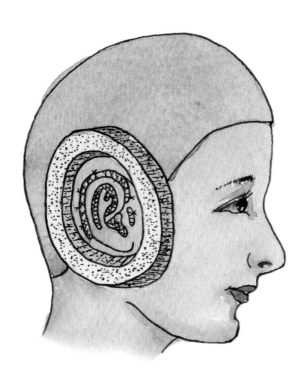

图 10.24　环形海绵垫保护

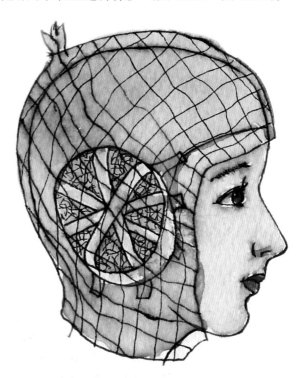

图 10.25　外罩头套辅助固位

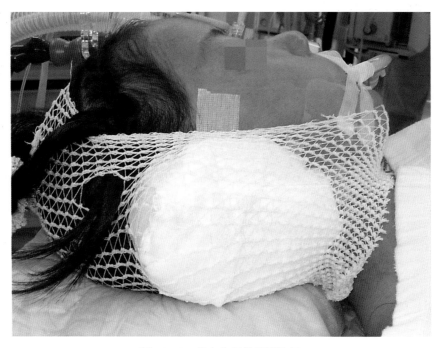

图 10.26　术中应用保护罩情况

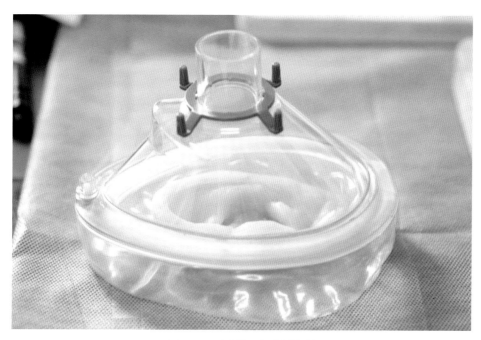

图 10.27　面罩吸氧装置保护

七、创面止痛泵

　　肋软骨切取区因随呼吸运动产生持续拉伸作用，因此术后局部常有较为剧烈的疼痛。创面止痛泵的基本原理是，局部置入含侧孔导管，外接弹性贮药囊（内含局麻药物），通过局麻药物的持续缓慢注入，达到连续性浸润麻醉作用，减轻术后疼痛。应用时注意，由于是通过缓慢注入麻醉药品的方式实现局部止痛，因此局部可能出现麻醉药品积聚，积聚过多可能引起局部死腔形成，因此止痛泵置入后于另一侧需置负压引流。同时，需注意控制局麻药物局部应用时的滴注速度（图 10.28、图 10.29）。

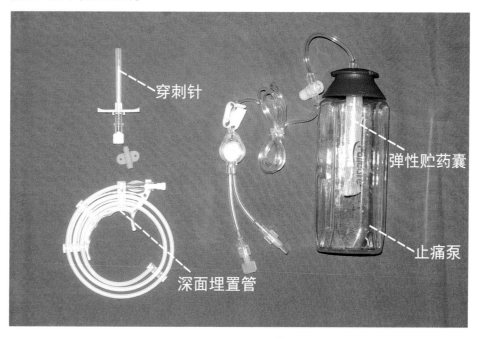

穿刺针

弹性贮药囊

止痛泵

深面埋置管

图 10.28　创面止痛泵基本组件

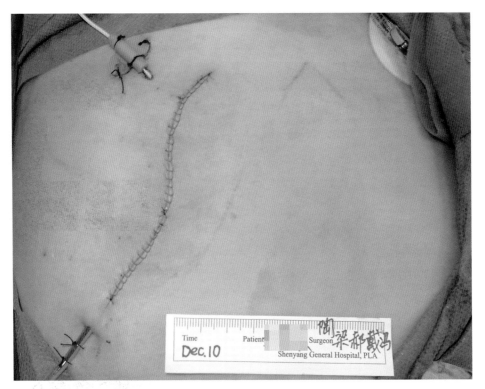

图 10.29　供区局部置止痛泵和负压引流

八、减张无针缝合器

为减少切取肋软骨区域瘢痕形成，可应用减张无针缝合器。其基本原理是，利用创口周围皮肤的延展性，借助粘接力量，将创缘充分接近，实现创口愈合期间的充分减张，且避免常规缝线后可能遗留的缝线瘢痕。为达到最佳效果，一般术后需常规应用减张无针缝合器 3 ~ 6 个月（图 10.30、图 10.31）。

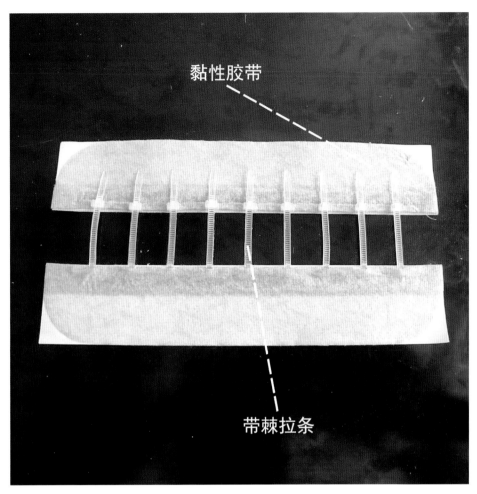

图 10.30　减张无针缝合器基本组件

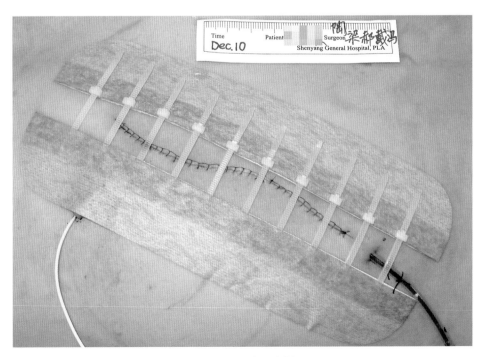

图 10.31　应用实例

九、皮肤胶水

皮肤胶水与减张无针缝合器一样，也是用于肋软骨切取区皮肤缝合的辅助用品。其基本原理是，应用可自凝固的生物胶粘接皮肤创缘，辅助皮肤对合，避免针孔瘢痕，并可早期淋浴（图 10.32、图 10.33）。

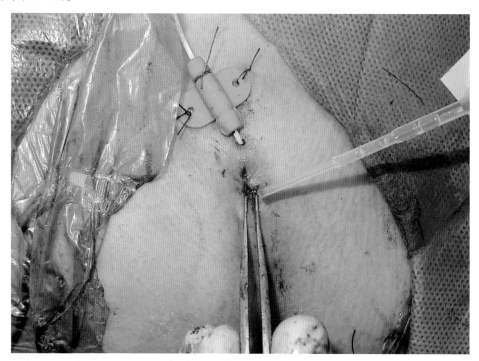

图 10.32　皮肤胶水均匀涂于对合后切口区

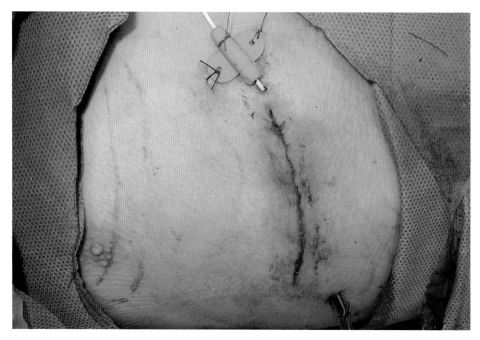

图 10.33　粘接完成

第十一章

常见并发症

11

耳再造术最严重的并发症是感染，后果常常是手术失败。最常见的并发症是软骨暴露，常继发于皮肤坏死。

一、感染

常继发于皮肤坏死和软骨暴露之后，也可能首先表现为感染。此类情况常见于有外耳道残迹者，其致病菌多为绿脓杆菌。

对于感染病例，即使采用全身和局部抗菌药物，软骨吸收不可避免。一般情况下，一旦发生感染，最好的处理方式是取出软骨支架，局部清创，使局部尽早愈合。半年后重新进行耳再造手术。

对于耳再造感染关键在于预防。加强全身支持和抗感染治疗有较大作用，但最重要的是局部无菌操作。局部操作时需注意以下几点：①耳再造术区邻近毛发生长区，有的就在毛发生长区，因此术前备皮非常重要。一般于术前 2~3 天备皮，彻底剃除并刮净头发。术前 24h 开始以75% 酒精外敷术区周围直径 5cm 区域。②术中严格无菌。③软骨切取后置于生理盐水冰水混合物中，低温可保持软骨细胞活力，减少细胞坏死，增加对抗细菌的能力。④术中全身输注抗生素，手术超过 3h 追加输液 1 次。⑤减少参观人数和流动人数。⑥术后切口周围外用抗生素软膏，可靠包扎固位。⑦术后常规抗生素输液治疗至少 7 天。

肋软骨供区的感染偶有发生，主要原因是切取肋骨时，局部可能形成死腔和血肿，可继发感染。对此，术中需彻底消灭死腔，术后需可靠制动。一旦发生感染，需及时拆除缝线，清创引流（图 11.1 ~ 图 11.4）。

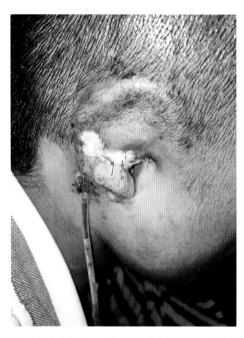

图 11.1 感染病例 1。一期耳再造术后 2 周，局部肿胀，触痛

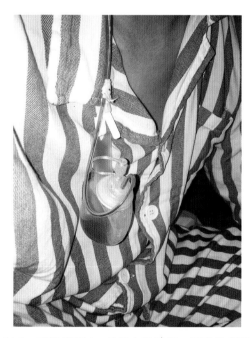

图 11.2 感染病例 1。持续血性渗出，细菌培养阳性。最终取出软骨支架，半年后重新行耳再造术

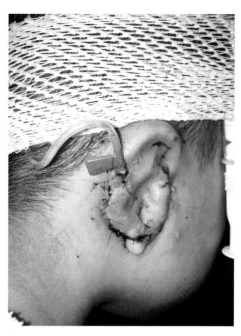

图 11.3 感染病例 2。一期耳造术后 3 周，局部肿胀，触痛，有血性渗出。曾试图持续抽吸治疗，后无效，最终取出软骨支架

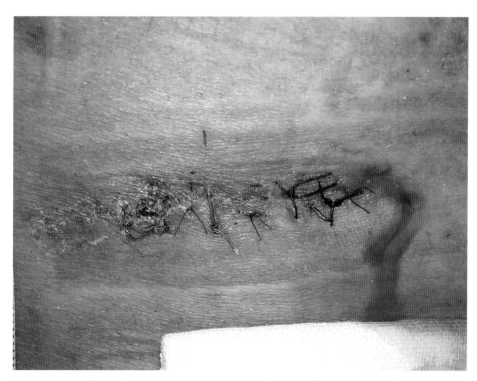

图 11.4 感染病例 3。切取软骨 5 天后发现感染，表现为局部自发生跳痛，有异常渗出，细菌培养阳性。后经清创、引流和换药后治愈

二、软骨暴露

对于 2~3mm 小的暴露区，可进行局部换药处理，有可能自行愈合。但是，对于耳轮处软骨暴露，一般需采取轴形或随意筋膜瓣覆盖，在其上方植皮修复，植皮可采取头皮区断层皮片。对于较大范围的软骨暴露区，则需要以颞顶筋膜瓣覆盖暴露的软骨支架，在其上方植皮（图11.5~图11.17）。

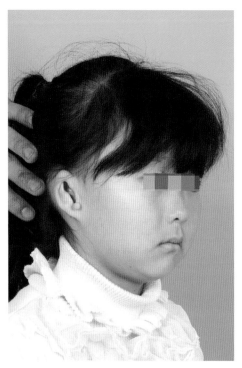

图 11.5　耳甲型小耳畸形

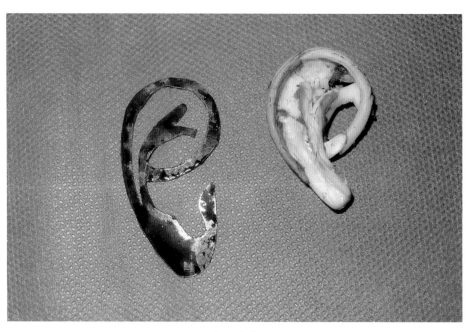

图 11.6　一期手术软骨支架塑形

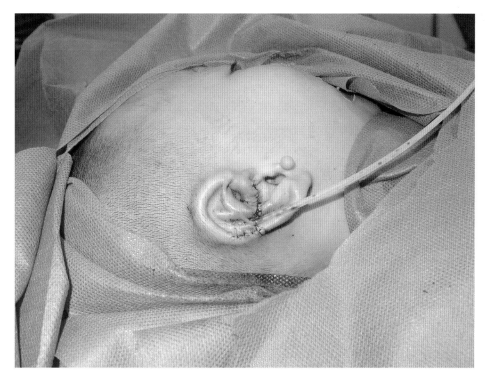

图 11.7 一期手术负压吸引定形

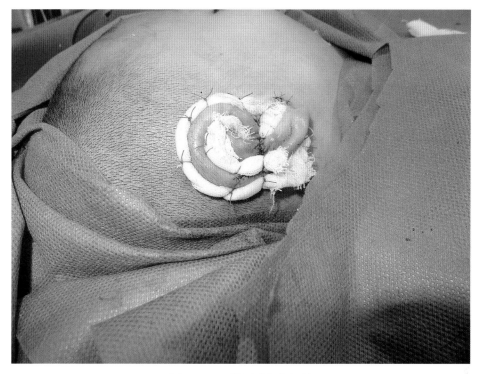

图 11.8 一期手术打包固位

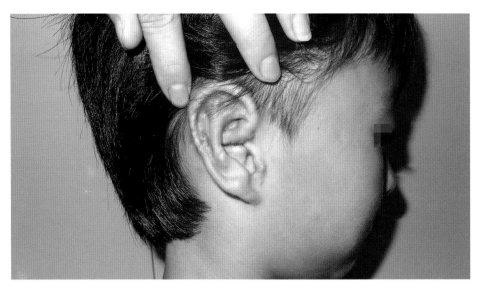

图 11.9　一期术后 1 个月，舟状窝中部皮肤破溃，软骨外露，局部清洁换药

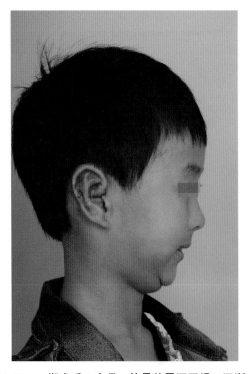

图 11.10　一期术后 3 个月，软骨外露区干燥，逐渐缩小

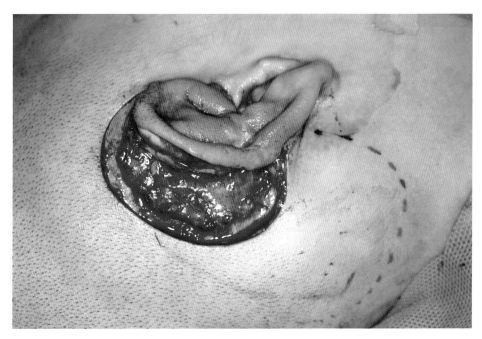

图 11.11　一期术后 6 个月，软骨外露区自行愈合，行二期手术

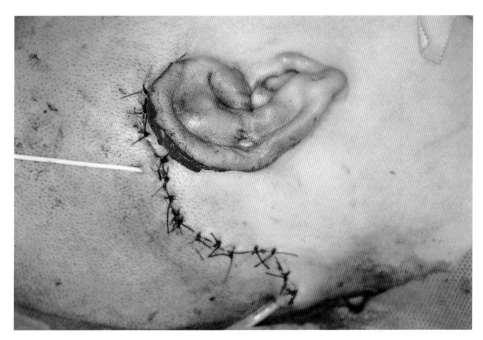

图 11.12　二期手术抬起再造耳廓，推进皮瓣修复耳后皮肤供区

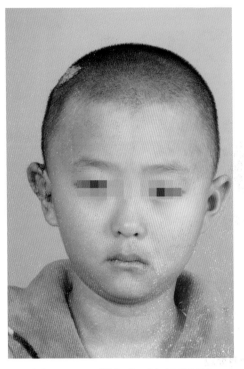

图 11.13　二期术后 2 周（正面观）

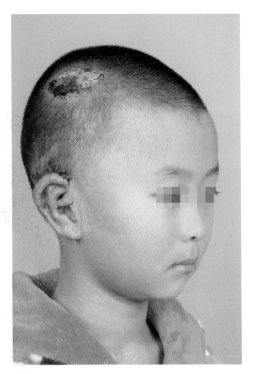

图 11.14　二期术后 2 周（侧面观）

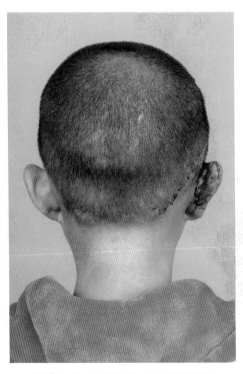

图 11.15　二期术后 2 周（后面观）

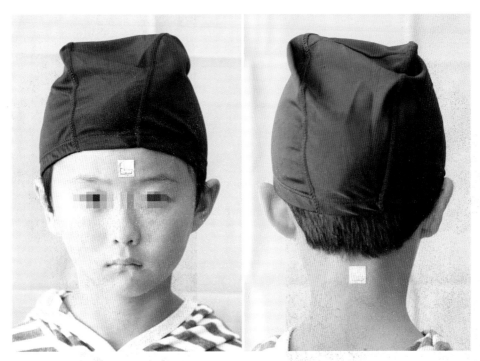

11.16 二期术后 3 个月外观

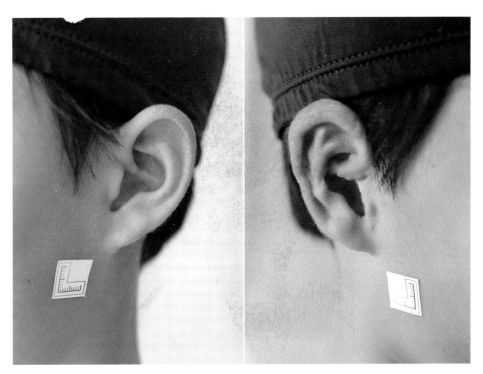

11.17 二期术后 3 个月外观

致　谢

　　写作完成之时，眼前浮现的是一例例小耳症患者家属期冀的眼神，是耳再造效果不如意后失落的表情，是耳再造成功后感激的泪水。因此，成书之时，首先要感谢广大患者，是因为他们选择了我们，才有了我们对专科知识的积累和专项技术的提高。正因为有了这份信任，我们将继续前行。

　　感谢我们的医疗团队，由医生、护士、技师和美容师共同构建的百人团队，正因为有了他们默默无闻的付出与辛劳、坚持不懈的韧忍与坚守、持之以恒的学习和精进，才有了一点点体会与收获。

　　感谢曹谊林、祁佐良和郭树忠三位主委在百忙之中为书作序，并给予本书过高的评价。前辈的褒扬将成为努力的风帆，支持我们在修复重建的海洋里遨游。

　　感谢我们的老师刘晓燕教授，是她建立起一支富有战斗力和创造力的队伍，积极向上、吃苦耐劳的专家团队。

　　最后，感谢尊敬的杨果凡教授留给沈总整形人宝贵的精神财富：勇于开拓的传统和敢于创新的精神。

　　"专业是立科之本，创新是强科之魂"（杨果凡语），愿以此自勉。

沈阳军区总医院整形外科写作团队

2015 年国庆节于沈阳